Peter Spork

Wake up!

Peter Spork

Wake up!

Aufbruch in eine ausgeschlafene Gesellschaft

Für Peter Wehmeier,
ich wünsche stets erholsamen Schlaf,
für aufgeweckte Tage,
und umgekehrt!

Peter Spork

München, 5.4.2019

HANSER

MIX
Papier aus verantwortungsvollen Quellen
FSC® C014889
www.fsc.org

Bibliografische Information der Deutschen Nationalbibliothek
Die Deutsche Nationalbibliothek verzeichnet diese Publikation in der Deutschen Nationalbibliografie; detaillierte bibliografische Daten sind im Internet über http://dnb.d-nb.de abrufbar.

2 3 4 5 18 17 16 15

Internet: http://www.hanser-literaturverlage.de
Herstellung: Thomas Gerhardy
Umschlaggestaltung: Birgit Schweitzer, München
unter Verwendung von Fotos von © INFINITY-Fotolia.com und
© Mike Lane 45/Thinkstock
Satz: Kösel Media GmbH, Krugzell
Druck und Bindung: Friedrich Pustet, Regensburg

Printed in Germany

ISBN 978-3-446-44051-7
E-Book-ISBN 978-3-446-44068-5

Für meine drei Eulen.

Inhalt

„Ich glitt sehr rasch über all das hinweg, denn weit zwingender rief mich die Aufgabe, den Grund jenes Glücks jener Art von Gewissheit zu suchen, mit der sie sich aufdrängte, eine Suche, die ich früher stets verschoben hatte."

Marcel Proust: Die wiedergefundene Zeit

Einleitung
Der verbrauchte Mensch

Zeitverlust

Obwohl es dem Durchschnitt der Gesellschaft Mitteleuropas so gut geht wie nie zuvor, obwohl die Lebenserwartung kontinuierlich steigt, die Umwelt sauberer wird, die Nahrungsqualität zunimmt, wir immer mehr Sport treiben und die Medizintechnik nur noch wenig zu wünschen übrig lässt, fühlen wir uns immer kränker.

Für unsere diffusen, meist nicht besonders schwerwiegenden Beschwerden – leichte Kopfschmerzen, Bauchgrimmen, Schlafprobleme – lässt sich objektiv selten ein Auslöser finden. Deshalb glauben wir vermehrt, an eigentlich seltenen Modeleiden erkrankt zu sein, deren Symptome wunderbar auf das Beschwerdebild passen. Derzeit stehen Nahrungsmittelunverträglichkeiten gegen Gluten, Fructose oder Laktose besonders hoch im Kurs. Viele Menschen fürchten sich auch vor Antibiotika-Resten im Fleisch, vor Elektrosmog, den Folgen der Gentechnik oder Pestizidrückständen im Gemüse.

Mein Kollege Sebastian Herrmann hat das Problem im März 2014 in einem schönen Beitrag für die *Süddeutsche Zeitung* beschrieben. Selbstverständlich gebe es ein „reales Fundament" für viele unserer Sorgen. Doch in den allermeisten Fällen löse vielleicht erst die Sorge die Symptome aus. Die tatsächliche Gefahr werde jedenfalls völlig überschätzt. Herrmann schreibt treffend: „Das positive Gegenbild dominieren Zerrbilder von Natur und Natürlichkeit."

Natur ist in. Immer mehr Menschen greifen beim Einkaufen zu, wenn sie die Labels „natürlich" oder „biologisch" entdecken. Nahezu alle politischen Parteien möchten mit ökologischen Passagen in ihren Programmen punkten. „Zurück zur Natur" ist einer der bedeutendsten Trends der Gegenwart. Der neue Hang zur Natürlichkeit treibt allerlei seltsame Blüten: Solange das Bio-Etikett auf dem Nahrungsmittel in vollem Glanz erstrahlt, ist die Welt in Ordnung. Ist das Lebensmittel von Gluten – absurderweise eine natürliche Substanz – befreit, glaubt man sich auf dem Weg der Besserung. Die Effekte auf die Gesundheit (und auch die Gesellschaft) allerdings sind nicht nachgewiesen positiv.

Dabei gibt es ein Feld, auf dem eine Art „Rückkehr zur Natur" wirklich nottäte: unser Umgang mit der Zeit. Sehr viele Menschen in unserer Gesellschaft gehen auf zutiefst widernatürliche Weise mit den physikalisch vorgegebenen Wechseln aus Tag und Nacht, Frühling, Sommer, Herbst und Winter um. Und die Hinweise nehmen zu, dass es eben diese Art von Widernatürlichkeit ist, die wirklich negative Folgen hat.

Wir erwarten Höchstleistungen, wenn unser Körper Ruhe verlangt, und fahren oft runter, wenn wir am leistungsfähigsten sind. Wir essen, wenn unsere Organe nicht darauf vorbereitet sind. Wir nehmen Medikamente, wenn sie uns mehr schaden als nutzen. Wir suchen das Licht, wenn wir es dunkel brauchen, und die Dunkelheit, wenn wir Helligkeit benötigen. Wir ignorieren unser Bedürfnis nach Pausen und Auszeiten. Kurz: wir haben verlernt, im Einklang mit der biologischen Taktung zu leben.

Daraus resultieren Übergewicht und Krankheit, mangelnde körperliche wie geistige Leistungsfähigkeit, hohe Infektanfälligkeit, verringerte Lern-, Reaktions- und Konzentrationsfähigkeit, fehlende Kreativität und Lebensfreude, Reizbarkeit bis hin zur Depression.

Dieses Buch möchte das ändern: Es entwirft einen Acht-Punkte-Plan, mit dessen Hilfe wir das Wissen aus Schlafforschung und Chronobiologie, der Lehre von den biologischen Uhren, in unserem Alltag anwenden können – und der konkrete Veränderungen von unseren Politikern und Arbeitgebern fordert. Denn die seelisch wie körperlich krank machende Lebensweise gegen den natürlichen Rhythmus muss ein Ende haben.

Wir können lernen, *mit* der Zeit zu leben. So wie es biologisch sinnvoll ist. Und die modernen Wissenschaften liefern das Handwerkszeug dazu.

Dabei geht es allerdings nicht um Entschleunigung und Muße. Egal, ob bei Depressionen, Verhaltens- und Persönlichkeitsstörungen oder Suchterkrankungen: Immer wieder wird neben der gestiegenen Sensibilität von Ärzten, Medien und Patienten die angebliche Beschleunigung des Seins, die zunehmende Dauerbelastung am Arbeitsplatz, das, was Experten die „erhöhte psychomentale Anforderung“ nennen, verantwortlich gemacht für lange Krankschreibungen und eine zunehmende Zahl von Frühverrentungen.

Doch die Geschwindigkeit des Lebens – was immer das konkret sein soll – ist für die Masse der Menschen genauso wenig das Problem wie Elektrosmog und eine vermeintlich unnatürliche Ernährung. Das Gefühl des übermäßigen Lebenstempos lässt sich vertreiben, wenn wir bei der zeitlichen Gestaltung des Alltags ein paar Änderungen vornehmen, die mit Entschleunigung wenig zu tun haben – wohl aber mit Natürlichkeit, und zwar einer echten, nicht aus Marketinggründen konstruierten.

Ein natürliches Zeitmanagement macht uns wieder belastbar. Und das ist leichter in die Tat umgesetzt als gedacht: Arbeits- und Freizeit nicht dogmatisch voneinander trennen, Belastungsphasen besser über den Tag verteilen und an individuelle biologische Rhythmen anpassen, mehr an die frische Luft und ans Tageslicht gehen, nachts früher und deutlicher herunterfahren, das Arbeitspensum insgesamt reduzieren, den Präsentismus im Büro abschaffen und gleichzeitig aufpassen, dass niemand beim Heimarbeiten ausgenutzt wird – so lauten nur ein paar der vielen sinnvollen Maßnahmen.

Auch ich setze also auf das Modewort „natürlich". Aber nicht ohne Grund. Denn wenn es um uns selbst geht, um unseren eigenen Lebensrhythmus, blenden wir die tatsächlichen Warnsignale des Organismus leichtfertig aus und verhalten uns, als stünden wir jenseits biologischer Gesetze. Wir ignorieren, dass es verschiedene Chronotypen gibt, die zu unterschiedlichen Tageszeiten Ruhe benötigen und aktiv sein sollten. Chronischen Schlafmangel nehmen wir gar nicht erst wahr. Ein langer Feierabend ist uns wichtiger als zeitiges Zubettgehen. Und das Arbeiten am Rande des biologischen Leistungstiefs ist längst zum Regelfall geworden.

Dabei wäre gerade hier ein „Zurück zur Natur" eine hervorragende und ziemlich sichere Investition in die Gesundheit: mit der simplen Einsicht, dass es Tag und Nacht, Ruhe und Aktivität sowie ein individuelles, biologisch vorgegebenes Lebenstempo gibt. Diese Investition kommt gänzlich ohne modisches Entschleunigungsbrimborium aus.

Leben mit der Zeit

Arbeitgeber scheren sich nicht um die natürliche Rhythmik ihrer Angestellten. Politiker zwingen ihre Wähler mit der antiquierten Sommerzeit zu einem monatelangen Leben gegen die biologische Zeitmessung. Und wir selbst haben dabei längst das Gefühl für ein gesundes Timing unserer Aktivitäten verloren.

Es gibt kaum einen Bereich, wo die individuelle, politische und arbeitsrechtliche Gestaltung des Alltags in der modernen Industrie- und Dienstleistungsgesellschaft so drastisch den wissenschaftlichen Erkenntnissen widerspricht, wie die Einteilung der Zeit. Das ist umso verwunderlicher, als unser Körper eigentlich genau weiß, wann und wie viel wir schlafen, arbeiten, uns bewegen und faulenzen sollten. Uns fehlt jedoch der Zugang zu diesen Informationen. Das erklärt auch, warum sich ein Zeitmanagement im Sinne der Natur bis heute nicht durchsetzen konnte, obgleich Forscher in den vergangenen Jahrzehnten Stück für Stück herausgefunden haben, wie es funktioniert.

Wir sollten beginnen, auf die Wissenschaft vom Leben *mit* der Zeit zu hören.

Jede unserer Zellen besitzt eine eigene innere Uhr und stimmt sich mit den Uhren anderer Zellen ab. Letztlich ist der ganze Organismus rhythmisch organisiert. Das heißt, jedes Organ, jede Motivation, jedes innere Signal folgt periodischen Zyklen. Und der Organismus ist zwingend darauf angewiesen, diese inneren Rhythmen mit den Rhythmen der Außenwelt, etwa dem Wechsel aus Tag und Nacht, abzugleichen.

Immer häufiger gelingt das nicht. Arbeitszeiten, Freizeitverhalten, Schul- und andere Lebensrhythmen diktieren uns ein Leben gegen das harmonische, biologisch getaktete Zeitmaß. Die Folgen sind für die Mehrheit der Bevölkerung spürbar und für manche dramatisch: Sie leiden an chronischem Schlafmangel und einer mehr oder weniger starken Desynchronisation interner Rhythmen.

Beides kann krank machen. Im Zusammenspiel mit außerordentlichen Belastungen drohen psychische Leiden wie ADHS bei Kindern und Burnout, Depression, Schlaflosigkeit und Sucht bei Erwachsenen. Und weil viele körperliche Leiden eine seelische Komponente – einen psychosomatischen Anteil – haben, steigt auch das Risiko für Diabetes und Übergewicht, Krebs und Herzinfarkt.

Die Vertreter der Chronobiologie haben herausgefunden, wie der ideale menschliche Lebensrhythmus aussieht und was es nutzt, ihm zu gehorchen. Die Medien berichten regelmäßig über die zugrunde liegende Forschung. An Anweisungen für die konkrete Umsetzung in der Gesellschaft fehlt es jedoch, oder sie beschränken sich auf banale, vereinfachte und boulevardeske Tipps.

Wenn Sie weiterlesen, werden Sie dagegen ausführliche und möglichst konkrete Anweisungen finden. Jedes Kapitel ist in drei Teile gegliedert. Zunächst geht es um zentrale, meist neue Erkenntnisse der Wissenschaft. Danach folgen Beispiele, an welchen Stellen die gesellschaftliche Realität mit den Fakten aus der Forschung kollidiert. Und schließlich stelle ich wissenschaftlich gut begründete Lösungsvorschläge zur Diskussion, die ich ganz bewusst als Forderungen formuliere.

Niemand muss dabei sklavisch jeden Punkt des *Wake up!* Plans umsetzen. Einige sind dafür schlicht zu utopisch, etwa die Einführung von Vier-Tage- oder 30-Stunden-Wochen. Andere liegen in den Händen von CEOs und Politikern. Wieder andere stellen sich in ein paar Jahren vielleicht als falsch, als über das Ziel hinausschießend oder als nicht weit genug gehend heraus.

Zu dogmatisch sollten wir beim Umgang mit unserer biologischen Zeitmessung ohnehin nicht sein. Innere Uhren sind flexibel und verzeihen viel. Nur dass das Leben gegen das natürliche Zeitgefühl in unserer 24-Stunden-Gesellschaft zur Regel geworden ist, muss sich wieder ändern.

Ich bin also nicht so naiv, an die komplette Umsetzung des Plans zu glauben. Es wäre schon sehr viel erreicht, wenn Sie aus jedem Kapitel ein paar passende Anregungen aufgreifen würden. Die Wirkung vieler kleiner Maßnahmen wird sich addieren und letztlich genauso groß sein wie die eines radikal umgesetzten Einzelschritts. Gäbe es zum Beispiel keine Wecker mehr, wären Sommerzeit und Zeitumstellung kaum noch ein Problem. Doch werden in Zukunft schwerlich alle Menschen täglich so lange schlafen dürfen, wie sie möchten. Und die Erkenntnis, dass die größten bio-rhythmischen Unterschiede zwischen den Menschen verschwinden würden, wenn wir uns alle nur noch im Freien aufhielten, wird auch nicht entsprechende Konsequenzen nach sich ziehen.

Mit diesem Buch hoffe ich, eine Reihe guter Denkanstöße zu liefern. Mit einer intensiven, breit geführten Debatte über den Weg in die ausgeschlafene Gesellschaft wäre bereits viel erreicht.

Zeitgewinn

Schlafen ist so lebenswichtig wie das Wachsein. Im Schlaf sind wir genauso aktiv wie im Wachzustand, wir verbrauchen fast gleich viel Energie, erledigen zentrale geistige und körperliche Aufgaben. Logische Konsequenz: Chronischer Schlafmangel und ein Leben gegen die Zeit verringern die Leistungsfähigkeit, saugen unsere Energie auf, verbrauchen uns, machen langfristig krank.

Wer gegen seine innere Zeitmessung lebt, verbraucht zudem sogar ausgeschlafen wichtige Energiereserven, gefährdet das Gleichgewicht des Stoffwechsels. Am sichtbarsten wird das nach jahrelanger Schichtarbeit. Sie verkürzt die Lebenserwartung, erhöht das Risiko für nahezu jede Krankheit.

All das sind gesicherte wissenschaftliche Erkenntnisse. Sie sind sogar schon lange bekannt. Gerade erst plädierten Diabetologen um Bernd Schultes aus St. Gallen in der Schweiz im Fachblatt *Lancet Diabetes & Endocrinology,* Mediziner sollten in Zukunft vielen ihrer Patienten einfach besseren Schlaf verordnen: Damit würden sie Stoffwechselkrankheiten vorbeugen und behandeln. Der Schlafmangel in der modernen 24-Stunden-Gesellschaft werde „immer häufiger als zusätzlicher Faktor ausfindig gemacht, der die Gesundheit des Stoffwechsels negativ beeinflusst". Verstärkt werde dieser Effekt durch eine zunehmende Ignoranz gegenüber biologischen Rhythmen, etwa dem Schlafen und Wachen zur rechten Zeit.

Trotzdem ändert sich kaum etwas. Es fehlt an politischem Willen, unternehmerischer Innovationsfreude und verantwortungsbewusster Personalführung.

Nicht nur die Sommerzeit wird gegen den Wunsch der Mehrheit beibehalten. Die Schule beginnt zu früh. Die möglichst reibungslose Organisation der Erwachsenenwelt ist in unserer Gesellschaft wichtiger als das Wohl der Kinder. Auch Schicht- und Nachtarbeit werden ausgeweitet statt reduziert. Bei der Einteilung der Arbeitszeit nimmt niemand Rücksicht auf die Chronotypen der Mitarbeiter. Und so fort.

Die Masse quält sich morgens zu früh aus den Federn, um pünktlich bei der Arbeit zu erscheinen oder die Kinder rechtzeitig auf den Schulweg zu bringen. Einzige Belohnung ist die Aussicht auf einen möglichst frühen Feierabend. Doch den kann vor lauter Übermüdung kaum noch jemand genießen. Keine Frage: Derart festgefahrene Zeitstrukturen sind kontraproduktiv. Wer morgens von Natur aus früh wach wird, soll natürlich auch in einem frühen Rhythmus arbeiten dürfen. Doch die Mehrheit hat erst spät am Tag ein erstes Leistungshoch und benötigt morgens mehr Schlaf.

Warum also investieren wir nicht endlich in eines der effektivsten Instrumente der Krankheitsprävention? Wann unternehmen wir etwas gegen die Unausgeschlafenheit? Warum reduzieren wir nicht unsere Arbeitszeit und gestalten sie um? Warum gestatten wir Schichtarbeitern nicht das, was sie am dringendsten benötigen: deutlich längere Pausen zwischen wechselnden Schichten bei vollem Lohnausgleich?

Weil das Geld kostet, zumindest kurzfristig. Langfristig zahlt es sich aus. Egal, ob in Zürich, Wien, Deggendorf oder Berlin: Wir leben in den wohlhabendsten Ländern der Welt. Wir könnten uns den Aufbruch in eine ausgeschlafene Gesellschaft leisten. Eines Tages streichen wir sogar eine ordentliche Rendite ein – in Form einer gesünderen, kreativeren und leistungsfähigeren Gesellschaft.

Wer möchte, sollte morgens erst mal ausschlafen dürfen, sich danach einen Spaziergang oder eine Runde Hausarbeit und Einkaufen gönnen, um erst spät, aber ausgeruht und bestgelaunt am Arbeitsplatz zu erscheinen. Dort wird dann das Nötigste erledigt, vielleicht noch eine Sitzung absolviert, liegen gebliebene Arbeit wird mit nach Hause genommen. Im Garten, im Café oder auf der Wiese im Park wird sie dann federleicht abgearbeitet. Für sehr viele Menschen bedeutete das nicht mehr Dauerstress, wie oft befürchtet, sondern eine spürbare Entlastung. Die Betonung der absoluten Trennung von Beruflichem und Privatem hat also nicht nur gute Seiten.

Ganz nebenbei halten wir uns auf diese Art wieder mehr im Freien auf. Und das bedeutet tags mehr Licht, nachts mehr Dunkelheit, was für eine rundum gesündere, natürlichere innere Rhythmik sorgt, die manche Probleme mit dem Zeitmanagement ganz von alleine löst.

Ist das nur naive Träumerei? Nein, es ist eine Utopie. Und es ist der richtige Weg. Denn Menschen sollten grundsätzlich dann arbeiten dürfen, wenn sie am leistungsfähigsten sind. Und über ihre Freizeitplanung sollten sie natürlich selbst entscheiden – inklusive dringend benötigter Pausen und ausreichenden Schlafs. Davon profitieren alle: Familien, Unternehmen und die Gesellschaft.

Eine solche Aufteilung und Individualisierung der Arbeitszeit ist natürlich nicht in allen Bereichen möglich, und sie erfordert sorgfältige Regeln, die eine Ausbeutung und Überforderung der Mitarbeiter verhindern. Aber moderne Unternehmen denken bereits um. Sie führen derartige Regeln in enger Zusammenarbeit mit ihren Betriebsräten seit einigen Jahren ein.

Es gibt einige lesenswerte Bücher über Chronobiologie und Schlafforschung, etwa „Wie wir ticken" von Till Roenneberg, einem der führenden deutschen Chronobiologen. Ich selbst habe bereits zwei Bücher zu diesen Themen verfasst. Doch mögliche Konsequenzen aus den aktuellen Erkenntnissen sind darin lediglich angedeutet.

In den vergangenen Jahren erhielt ich deshalb viele Zuschriften von besorgten Lesern, was sie tun sollen, um die Erkenntnisse der Wissenschaft für ihren Alltag zu nutzen. Am Rande von Vorträgen lernte ich in zahlreichen Diskussionen und Gesprächen, wie sehr „ganz normale“ Bürger, aber auch die besorgte Unternehmerin, der verantwortungsbewusste Politiker, der interessierte Lehrer oder die engagierte Wissenschaftlerin sich danach sehnen, dass all diese wichtigen Erkenntnisse endlich umgesetzt werden, dass sie endlich eine konsequente Veränderung des gesellschaftlichen Lebens anstoßen. Wozu sonst wäre die mühsame Forschungsarbeit gut gewesen?

So entstand die Idee zu diesem Buch. Es will mehr als bloße Begeisterung für moderne Wissenschaft wecken. Klar: Das will es auch. Aber vor allem will es zum gemeinsamen Aufbruch in eine ausgeschlafene Gesellschaft motivieren.

Und es will erklären, wie dieser Aufbruch gelingen kann.

Kapitel 1
Mehr Licht!

Woher der Körper weiß, wie viel Uhr es ist

Kennen Sie das? Sie werden morgens wach, sinnen noch dem letzten Traum nach, drehen sich zwei Mal um, gähnen beherzt, reiben sich die Augen und schauen schließlich auf den Wecker. Und dann, ein oder zwei Sekunden später, klingelt er auch schon. Sehr vielen Menschen passiert das immer wieder, oft sogar gerade dann, wenn sie deutlich vor der gewohnten Zeit aufstehen sollen.

Haben wir übersinnliche Fähigkeiten? Wohl eher nicht. Aber was wir haben, seit unserer Geburt, was schon unsere Vorfahren hatten, sogar jene, die noch gar keinen Wecker kannten, ist eine Art siebter Sinn, ein permanentes, unterbewusstes Gespür für Zeit. Wenn wir lernen, dieses Zeitgefühl für uns arbeiten zu lassen, wenn wir es noch besser verstehen und Teile unseres Lebens gezielt danach ausrichten, dann wird uns gelingen, was in der jetzigen, auf Optimierung und Wachstum fokussierten Gesellschaft unmöglich erscheint: Wir werden mehr erreichen, obwohl wir weniger tun. Wir werden uns dabei besser fühlen und gesünder und fitter sein.

Der menschliche Körper weiß ganz ohne Zutun des Bewusstseins, wann wir aufstehen sollen. Knapp zwei Stunden bevor wir aufwachen, regt sich nämlich bereits das Zwischenhirn. Hier, in einer entwicklungsgeschichtlich alten Struktur im Zentrum des Denkorgans, beginnt für unseren Körper der Tag.

Jetzt befiehlt die Kommandozentrale des inneren Zeitgefühls ein paar Nervenzellen, das sogenannte Corticotropin freisetzende Hormon, kurz CRH, auszuschütten. Dieser Moment bleibt unserem Wachbewusstsein zwar verborgen. Bestimmt haben wir ihn dennoch selbst, oft bereits vor dem Einschlafen, als wir darüber nachdachten, zu welcher Zeit wir aufwachen sollen. Rasch erreicht der Botenstoff aus dem Zwischenhirn die Hirnanhangdrüse, die sogleich größere Mengen eines weiteren Hormons abgibt, Adenocorticotropin genannt. Das gelangt im Blut zu den Nebennierenrinden, die daraufhin das allseits bekannte Stresshormon Cortisol ausschütten.

Und das ist endlich das Signal an den Rest des Körpers, sich aufs Wachwerden vorzubereiten: Blutdruck und Puls steigen, die Leber produziert Zucker als Energiequelle für die ersten mühsamen, noch verschlafenen Schritte ins Badezimmer. Die Muskulatur wird stärker durchblutet, damit der Zucker auch sein Zielorgan erreicht, und das Immunsystem, das während des Schlafs auf Hochtouren Erreger aller Art bekämpft hat, fährt sich allmählich herunter.

Reagiert unser schlummerndes Bewusstsein empfindlich genug auf diese Signale, reißt es uns mitunter exakt zur gewünschten Zeit aus dem Schlaf – übrigens völlig unabhängig davon, ob wir bereits ausgeschlafen sind oder nicht.

Der bekannte Tübinger Hirnforscher Jan Born entlarvte dieses System bereits vor mehr als zehn Jahren. Damals forschte er noch in Lübeck und ließ mit seinem Team ein paar Probanden im Labor übernachten. Den einen versprachen die Forscher, sie bis 9 Uhr schlafen zu lassen, den anderen sagten sie, sie würden schon um 6 aus den Federn gerissen.

Tatsächlich weckten sie aber in beiden Gruppen die eine Hälfte um 6, die andere um 9. Und es zeigte sich, dass nur dann, wenn die Schläfer auch damit rechneten, alsbald geweckt zu werden, ihr Hormonsystem bereits auf dem Weg zum Wachwerden war. Andernfalls ahnte die innere Zeitmessung das bevorstehende Weckerklingeln nicht voraus.

Anfang des letzten Jahrhunderts galt man noch als esoterischer Spinner, glaubte man an die innere Uhr des Menschen. Die Skeptiker entgegneten: „Wie soll eine solche Uhr denn funktionieren? Noch hat kein Anatom beim Sezieren einer Leiche Zahnrädchen, Federn, Zifferblatt und Pendel gefunden."

Doch allmählich verstummten die Spötter. Als Erste verbrachten im Jahr 1938 zwei Schlafforscher von der University of Chicago die Zeit vom 4. Juni bis 6. Juli tief unter der Erde in der Mammoth Cave, Kentucky. Nathaniel Kleitman und Bruce Richardson lebten dort ohne Uhr und jedwede andere Information von der Außenwelt. Für Licht sorgten Laternen, Essen lieferte ein Hotel, wobei es völlig egal war, zu welcher Uhrzeit es die Forscher orderten. Dennoch legten sie sich in regelmäßigen Abständen auf die Pritsche und standen nach einer bestimmten, immer ähnlich langen Zeit wieder auf. Die Dauer ihrer Tage und Nächte war zwar ungenau, aber es existierte zweifelsfrei ein Rhythmus, der ungefähr 24 Stunden maß und irgendwie intuitiv erzeugt worden sein musste.

Weitere Experimente bestätigten die Resultate. Der Franzose Michel Siffre lebte im Jahr 1962 zwei Monate in einer Höhle.

Auch er behielt seinen Rhythmus ohne Uhr bei. Allerdings dauerten viele seiner Tage ungefähr 48 Stunden. Im Jahr 1972 stellte er einen bis heute gültigen Rekord auf: Er verbrachte ganz alleine 205 Tage in der texanischen Midnight Cave. Unterstützt und begleitet wurden seine Abenteuer von der US-amerikanischen Raumfahrtbehörde NASA. Sie erhoffte sich wichtige Informationen für bemannte Raumflüge.

Systematisch erforschten das Phänomen die deutschen Physiologen Jürgen Aschoff und Rütger Wever, die Mitte der 1960er Jahre im bayrischen Andechs eine Versuchsanlage unter der Erde bauten, die entfernt an einen Bunker erinnerte. In den folgenden Jahren wurden die sogenannten „Bunkerexperimente" weltberühmt, bei denen immer wieder Testpersonen meist für einen Monat unter der Erde verschwanden und sich völlig isoliert, hinter sehr dicken Wänden und doppelten, absolut schalldichten Türen, ihrem eigenen Zeitgefühl hingaben.

Die Vollkommenheit der Isolation war dabei so wichtig, dass die Forscher sogar den Druck in den Wasserleitungen kontrollierten. Sie wollten verhindern, dass mögliche Schwankungen bei der Stärke des Wasserstrahls einen Hinweis auf die Zeit in der Außenwelt lieferten.

Die Resultate aus dem Bunker überzeugten: Der Mensch misst die Zeit aus sich selbst heraus. Er besitzt eine innere Uhr. Zwar währte der wie auch immer biologisch generierte Monat der Versuchspersonen oft ein oder zwei Tage länger als die tatsächliche, durch die Erdrotation vorgegebene Zeit. Der Schlaf-Wach-Rhythmus der Probanden lag nämlich nicht selten bei rund 25 statt der draußen üblichen 24 Stunden. Ganz selten dachten die Probanden auch, das Experiment sei zu spät zu Ende gegangen, da die Zeit nach ihrem eigenen Zeitgefühl schneller verging als in Wirklichkeit.

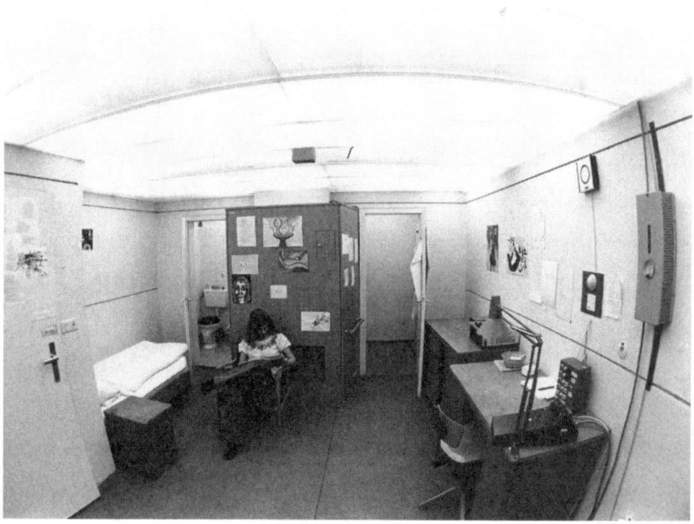

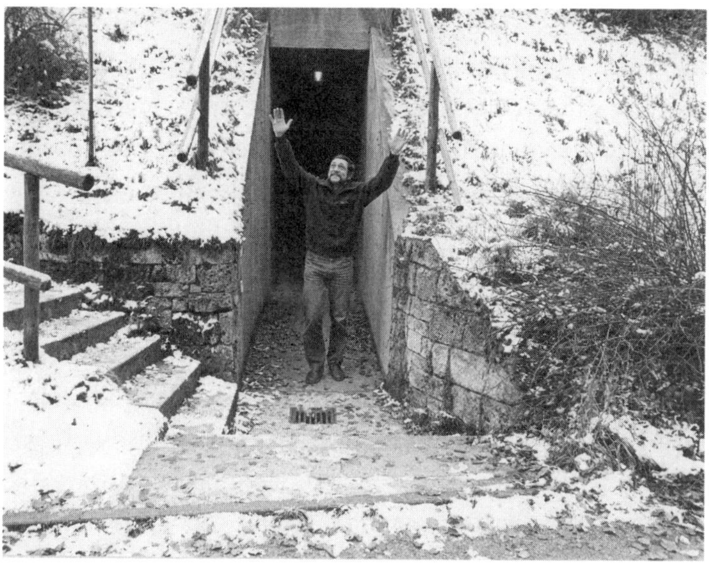

Das Leben im „Bunker“ – Bis zu einem Monat lebten die Versuchspersonen in der zweiten Hälfte des letzten Jahrhunderts in einer Isolationskammer unter der Erde beim Max-Planck-Institut in Andechs (oben). Verständlich war die Freude, als sie schließlich wieder ans Tageslicht durften (unten). Die wissenschaftliche Sensation: Das Zeitgefühl der Probanden blieb erhalten.

Doch diese Ungenauigkeiten waren den Forschern zunächst egal. Im Gegenteil: Biologische Systeme sind ohnehin niemals starr und brauchen deshalb gar nicht genau zu sein. Sie müssen sich rasch, unauffällig und flexibel an wechselnde Gegebenheiten anpassen, sensibel für Signale aus der Umwelt sein. Wie sonst könnten wir uns an ein Leben in einer fremden Zeitzone gewöhnen oder mit der schwankenden Tageslänge arrangieren, die die unterschiedlichen Jahreszeiten mit sich bringen?

Insofern gilt bis heute, was Aschoff und Wever damals in groben Zügen zeigten: Die innere Uhr des Menschen geht aus eigener Kraft ungenau. Sie ist zirkadian, sagen dazu die Experten. Heute weiß man, dass wir nicht eine, sondern Billionen innerer Uhren besitzen. Denn zumindest theoretisch ist jede unserer Zellen ihre eigene Uhr. Diese Uhren werden selbstverständlich miteinander koordiniert und stimmen sich aufeinander ab. Ein innerer Tag dauert beim isoliert lebenden Durchschnittsmenschen etwa 24 Stunden und 20 Minuten. Wohlgemerkt: Das gilt nur in der völlig künstlichen, experimentellen Situation eines Lebens ohne jedwede äußere Informationen über die tatsächliche Zeit, ohne sogenannte Zeitgeber.

Im Alltag ist das menschliche Zeitgefühl viel exakter. Unbewusst spüren wir eigentlich immer haargenau, wie viel Uhr es gerade ist. Das gelingt uns, weil sich unsere biologischen Uhren mit Hilfe der Zeitgeber aus der Umwelt permanent selbst korrigieren. Dass wir oft Sekunden vor dem Weckerklingeln aufwachen, ist deutlichster Beleg dafür. Aber auch, dass wir im Allgemeinen zur gleichen Zeit Hunger bekommen oder abends müde werden.

Das Zusammenspiel aus inneren Bio-Uhren und Abstimmung mit der Außenwelt ergibt also ein ebenso genaues wie anpassungsfähiges System zur Zeitmessung. Entstanden und perfektioniert wurde dieses in Abermillionen Jahren Evolution. Immerhin existiert die Erde seit viereinhalb Milliarden und Leben seit dreieinhalb Milliarden Jahren.

Zweifelsfrei belegt ist, dass es innere Uhren schon vor 600 Millionen Jahren gab, als der letzte gemeinsame Vorfahr von Mensch und Fliege lebte. (Wirklich wahr: Die Uhren unserer Zellen und jene der Fliegen sind miteinander verwandt.) Doch vermutlich feilt die Natur schon viel länger daran, die lebenswichtigen Rhythmen auf der Erde, das Anbrechen des nächsten Tages, den kommenden Winter oder auch die nächste Ebbe oder Flut, mit Hilfe der Biologie vorherzusagen. Denn auch heutige Vertreter urtümlicher Cyanobakterien – immerhin eine der ersten Lebensformen überhaupt – besitzen eine Bio-Zeitmessung.

Doch die Evolution ist erschreckend langsam. Unsere innere Uhr unterscheidet sich deshalb kaum nennenswert von jener des Steinzeitmenschen. Ganz anders die moderne Lebensweise: Sie ist radikal verschieden von der unserer Vorfahren. Das hat gravierende Folgen für unser Wohlbefinden, unsere Leistungsfähigkeit und unsere Gesundheit.

Von diesem Dilemma wird in diesem Buch noch viel zu lesen sein. Es ist der Grund, warum es überhaupt geschrieben wurde.

Die *master-clock:* Zentrale des Zeitgefühls

Wieder so ein wunderbarer Ferientag! Morgens ohne Wecker und ausgeschlafen aus den Federn gekommen – gutes Frühstück – zwei Stunden auf dem Tennisplatz auf und ab gerannt – dann ein paar Seiten gelesen – leichtes Mittagessen – Spaziergang zum Strand – etwas geschwommen – gesonnt und noch ein bisschen gelesen – dann zurück zum Hotel – leckeres Abendessen – schließlich zwei Stündchen auf der Terrasse gesessen – und dann? Todmüde ins Bett gegangen und perfekt geschlafen. Wie ein Kind. Herrlich!

Es ist eine verbreitete Erfahrung: In den Ferien schläft man besser. Man wird früher müde, schläft tiefer, liegt nachts seltener wach und ist morgens früher fit. Als mögliche Ursachen nennen Urlauber spontan den fehlenden Berufsstress oder die Bewegung an der frischen Luft. Beides trägt sicher zur Erklärung bei.

Doch es gibt noch eine dritte Ursache, an die selten gedacht wird. Dabei ist gerade sie wissenschaftlich besonders gut unterfüttert: Die Menge an Tageslicht, der wir uns im Urlaub aussetzen – beim Frühstücken im Freien, beim Wandern, Skifahren, Sonnenbaden oder Radeln – verstärkt und stabilisiert unsere innere Zeitmessung. Sie macht uns tags wacher, abends früher müde, lässt uns nachts tiefer schlafen und weckt uns morgens zeitiger auf.

Um diese Zusammenhänge zu verstehen, muss man wissen, was Forscher erst in den letzten Jahren herausfanden: wie die Billionen inneren Uhren des Körpers sich mit der Außenwelt synchronisieren. Den Höhepunkt bildet dabei eine Reihe von Entdeckungen aus dem Jahr 2002.

In einem regelrechten Forschungsrausch publizierten damals binnen weniger Monate einige Teams von Wissenschaftlern aus der ganzen Welt, was das führende Fachblatt *Science* zu einem der wichtigsten Resultate des Jahres kürte: Die Studien belegen die Existenz einer neuen Gruppe von Lichtsensoren in der menschlichen Netzhaut. Diese heißen Melanopsin-Zellen, da sie eben dieses Pigment enthalten – oder, für all jene Leser, die es ganz exakt wissen wollen: intrinsisch photosensitive Retinale Ganglion-Zellen (ipRGCs).

Merken sollten Sie sich nur den Namen des Pigments: Melanopsin. Es verändert sich nämlich unter Lichteinfluss, was die Zelle wiederum misst und als Information weiterleitet. Wer im Biologieunterricht aufgepasst hat, weiß: Es gibt eigentlich nur zwei Arten von Lichtsensoren, Zapfen und Stäbchen. Erstere erkennen Farben, Letztere Hell-Dunkel-Unterschiede. Beide erfassen möglichst kleine Lichtpunkte und reagieren im Hundertstelsekundenbereich. So kann das Gehirn scharfe, bewegte Bilder zusammensetzen.

Und welche Aufgabe bleibt für die Melanopsin-Zellen übrig? Sie bilden keine Lichtpunkte ab, sondern messen die durchschnittliche Helligkeit. Mit weit verzweigten Ausläufern durchziehen sie die Netzhaut, sammeln Licht über einen größeren Bereich und mitteln es über einen vergleichsweise langen Zeitraum. Damit liefern sie zum Beispiel die Information für den Pupillenreflex, sagen also der Iris, ob sie sich zusammenziehen oder ausdehnen soll, um die Lichtmenge zu regulieren.

Vor allem aber enthalten die Melanopsin-Zellen exakt die Botschaft, die die inneren Uhren benötigen: Sind sie stark erregt, ist es helllichter Tag, bei schwächerer Erregung dürfte es dämmern. Und wenn sie schweigen, ist es tiefe Nacht. Diese Informationen übertragen die Helligkeitssensoren auf direktem Weg über dünne lange Auswüchse tief ins Gehirn.

Dort – in einer Region des Zwischenhirns, die man berühren würde, steckte man seinen Zeigefinger ungefähr bei der Nasenwurzel senkrecht in den Kopf – erreichen sie zwei kleine, dicht beieinander liegende und spiegelbildlich auf die Hirnhälften verteilte Ansammlungen von Nervenzellen. Diese etwa reiskorngroßen ovalen Nervenknoten heißen *Suprachiasmatische Nuclei,* denn sie befinden sich direkt über der *Chiasma opticum* genannten Kreuzung der Sehnerven. Und weil einen solchen Zungenbrecher niemand aussprechen mag, verwenden die Experten meist die Abkürzung (und die Einzahl): SCN. Der SCN enthält rund 20 000 Nervenzellen. Das sind wenige, aber sie haben eine ungeahnte Macht.

Jede der SCN-Zellen besitzt ein besonders ausgeprägt tickendes inneres Uhrwerk, das biochemisch an das Uhrwerk der Nachbarn gekoppelt ist. Gemeinsam sind sie also eine gut synchronisierte, kräftige, 20 000 Einheiten starke Instanz. Und diese steuert die gesamte innere Rhythmik unseres Körpers, sie ist die Zeitgefühl-Kommandozentrale, die *master-clock*.

Als solche ist es ihre Aufgabe, alle Zellen, bis in die letzte Windung eines jeden Organs und bis in die hinterletzte Hautfalte zwischen den Fußzehen, mit einem Zeitsignal zu versorgen. Dieses Signal besagt: Es ist gerade Morgen, Mittag, Abend oder Nacht. Oder in der Sprache des Körpers: Zeit zu essen, körperlich aktiv zu sein, zu wachsen, Krankheiten zu bekämpfen, die Haut zu verjüngen, neue Ideen zu finden, besonders feinfühlig zu sein, zu verdauen, herumzudösen oder zu schlafen.

Was für eine individuelle Aufgabe die Zellen daraufhin erledigen, ob sie dann besonders aktiv sind, Energie tanken oder abgeben, sich herunterfahren oder in großem Maßstab irgendwelche Substanzen – meist Hormone – erzeugen, ist allein ihre Sache. Es hängt davon ab, zu welchem der rund 200 verschiedenen menschlichen Gewebetypen sie gehören und was folglich zu einer bestimmten Zeit in ihrem speziellen biologischen Programm verlangt wird.

Der SCN synchronisiert lediglich die Rhythmen gleicher Gewebetypen miteinander und stimmt die teils verschieden schwingenden Rhythmen unterschiedlicher Organe optimal aufeinander ab. Auf diesem Weg sorgt er allerdings für einen gesunden

Stoffwechsel, bei dem jeder Teil des Körpers und des Geistes genau dann besonders aktiv ist, wenn er gebraucht wird.

Sein Signal überträgt der SCN mit Nervenauswüchsen, die in viele wichtige Regionen des Gehirns reichen. Dort regen sie zum Beispiel die Ausschüttung von Botenstoffen an, etwa des ersten Glieds in der Kette von Aufwachsignalen, des Corticotropin freisetzenden Hormons CRH, oder des Nachthormons Melatonin, gebildet in der Zirbeldrüse. Doch auch viele andere unbewusste Prozesse, wie die Regelung der Körpertemperatur und mancher Organfunktionen, hat die *master-clock* in ihrer Hand. Und jene Regionen des Körpers, die sie nicht direkt erreicht, entnehmen das Zeitsignal indirekt der Botschaft der zyklischen SCN-gesteuerten Schwankung von Hormonen oder Körpertemperatur.

So werden wir abends schläfrig, weil die Körpertemperatur sinkt. Alles, was die Durchblutung von Armen und Beinen erhöht, warme oder feuchtkalte Socken zum Beispiel, aber auch ein Wechselbad oder Entspannungsübungen, kann deshalb das Einschlafen beschleunigen. So manches Hausmittel wirkt auf eben diesem Weg: indem es die Signale der inneren Uhren unterstützt.

Der zentrale Zeitmesser im Zwischenhirn ist also die Schnittstelle zwischen der inneren und der äußeren Zeit. Dazu achtet die *master-clock* permanent auf die Signale über die Helligkeit, die ihr die Melanopsin-Zellen aus der Netzhaut übertragen. Fällt besonders viel Licht in die Augen, obwohl der SCN bereits auf Abend getaktet ist, stellen sich die Uhrwerke des SCN zurück. Kommt von der Netzhaut hingegen die Botschaft tiefer Dunkelheit, obwohl die SCN-Uhrwerke noch auf Spätnachmittag stehen, beschleunigt sich das Pendel in den Genen für einen Augenblick, und die Zeitmessung in den Zellen stellt sich vor.

Passt der Zeitgeber Licht hingegen exakt zum Rhythmus der *master-clock*, etwa wenn diese auf Mittag zeigt und wir nach dem Mittagessen einen Spaziergang unter freiem Himmel machen, dann verschiebt sich der zentrale Rhythmus nicht. Stattdessen verstärkt sich das Signal der SCN-Zellen. Das ergibt auch Sinn, denn die Zellen wurden gerade in ihrem Takt bestätigt und können nun noch „lauter" ticken – eine positive Rückkopplung, die auch für unser Wohlbefinden äußerst positiv ist.

Dieses ebenso wichtige wie simple Prinzip – dem die meisten von uns im Urlaub intuitiv folgen – sollten wir auch im Alltag verinnerlichen: Alles, was unsere innere Zeitmessung unterstützt und verstärkt, ist gut für Körper und Geist und dient als Präventionsprogramm für Krankheiten aller Art. Es hält uns fit, lässt uns das Leben besser und länger genießen.

Diese Erkenntnis ist die eigentliche Basis für eine neue Zeitkultur – und damit eine besonders wichtige Grundbotschaft dieses Buchs.

Das schwindende Gespür für Zeit

Die direkte Verbindung zwischen Melanopsin-Zellen und der Zeitzentrale im Zwischenhirn ist ungemein wichtig. Denn sie garantiert, dass sich unser Zeitgefühl immer auf der Höhe der Erdrotation befindet und in seiner Folge auch der Rest des Körpers. Das galt zumindest für die Bedingungen der Steinzeit oder noch der Agrargesellschaft des 18. Jahrhunderts.

Heute, im Zeitalter des künstlichen Lichts, hat es dieser Mechanismus verdammt schwer. Die meisten modernen Menschen arbeiten in schummrigen Büros oder lernen in düsteren Klassenräumen oder Hörsälen. Den Weg dorthin legen sie in der U-Bahn oder im PKW mit getönten Scheiben zurück, Pausen verbringen sie in geschlossenen Kantinen. Selbst ihren Sport betreiben viele in Fitnessstudios – sogar am helllichten Tag. Disziplinen wie Jogging, Klettern oder Fahrradfahren, die doch eigentlich ins Freie gehören, werden immer häufiger im Studio simuliert. Für die Lichtsensoren in der Netzhaut ist es in den verschwitzten Kammern aber selten heller als im Freien gegen Ende eines Sonnenuntergangs – von der Sonne weg geschaut.

Und wenn moderne Menschen dann irgendwann doch noch mal nach draußen kommen, setzen sich erschreckend viele getönte Brillen auf. Ihre Augen ertragen das taghelle Licht nicht, sagen sie. Vermutlich sind die allermeisten schlicht nicht mehr daran gewöhnt, oder ihnen ist das modische Statement wichtiger.

Dieter Kunz, Chronobiologe vom Berliner St.-Hedwig-Krankenhaus, wollte es genauer wissen. Er ließ zehn gesunde Testpersonen vier Tage lang mit einer Spezialbrille leben. In das Brillengestell hatte der Leiter des Spezial-Schlaflabors für Neurologie-Patienten Helligkeitssensoren eingebaut. „Damit konnten wir die Lichtverhältnisse dort bestimmen, wo sie für uns Menschen besonders wichtig sind: am Auge." Das Resultat erschreckt: „Während der gesamten Zeit bekamen die Probanden niemals über einen längeren Zeitraum ausreichende Helligkeit aufs Auge", sagt Kunz.

Der Medianwert der Helligkeit, stundenweise ermittelt, lag über die gesamte Versuchsdauer hinweg nicht ein einziges Mal und nicht bei einer einzigen Versuchsperson über 50 Lux. Das entspricht einer gewöhnlichen Wohnzimmerbeleuchtung. Schon ein bedeckter Wintertag bringt es auf 2000 bis 3500 Lux, und ein heller Sonnentag erreicht satte 100 000 Lux. Kunz bilanziert denn auch, seine Probanden hätten fast schon im Dauerdunkel gelebt. „Wir hielten die Resultate zunächst für Messfehler."

Dass sich viele Menschen tagsüber in zu schwach beleuchteten Räumen aufhalten, ist zwar schon lange bekannt. Dass sie aber so selten und nur so kurz ans Tageslicht gehen – und selbst dann, wenn sie es tun, kaum zum hellen Himmel hinaufschauen –, das ist neu. Und es hat eine fatale Konsequenz: Die *master-clock* im Zwischenhirn tickt immer schwächer und oft mit einem verzögerten Rhythmus.

Unser Gespür für die Zeit geht verloren. Die inneren Rhythmen unserer Zellen und Organe erhalten undeutliche, manchmal sogar zweideutige Botschaften. Sie verflachen, arbeiten vermehrt gegeneinander und sind immer schlechter mit dem natürlichen Tag-Nacht-Rhythmus synchronisiert.

Wenn es schlimm kommt, macht der Stoffwechsel irgendwann Probleme, das Risiko für Übergewicht, verkalkte Gefäße und Insulin-Unempfindlichkeit steigt. Verdauungsstörungen, Dünnhäutigkeit und schlechte Laune nehmen zu. Von Schlafstörungen und einem erhöhten Risiko für psychische Leiden aller Art ganz zu schweigen.

Längst sind es nicht mehr nur Chronobiologen, die den Anstieg von Zivilisationskrankheiten wie Fettsucht, Altersdiabetes, Herzinfarkt, Schlaganfall, Krebs, dem metabolischen Syndrom oder Depressionen mit einem Leben ohne Rhythmus in Verbindung bringen. Auch Psychiater und Internisten verweisen auf eine Vielzahl von Studien, die alle das Gleiche sagen: Ticken innere Uhren falsch, gerät der Stoffwechsel in Körper und Gehirn rasch aus dem Gleichgewicht, und das Risiko, chronisch krank zu werden, steigt.

Immerhin gibt es einen Lösungsansatz. Die meisten Menschen sollten sich einfach mal an ihre letzten Ferien erinnern. Sie brauchen tags mehr Licht!

Helle und erhellte Köpfchen

Im Jahr 2001 erlebte Deutschland den PISA-Schock. Die Organisation für wirtschaftliche Zusammenarbeit und Entwicklung, OECD, hatte ihre erste vergleichende Analyse des Leistungsstands von Schülern aus aller Herren Länder präsentiert, den berühmt-berüchtigten PISA-Test (PISA heißt auf Deutsch *Programm zur internationalen Schülerbewertung*).

Was damals fast schon ein nationales Trauma auslöste, war das Abschneiden der deutschen Kids. Sie landeten – der selbst ernannten Bildungs- und altehrwürdigen Kulturnation völlig unwürdig – lediglich im Mittelfeld. Seitdem mühen sich Schulpolitiker, Eltern, Wissenschaftler, Pädagogen und – vermutlich nicht ganz freiwillig – auch die Schüler mit allen Kräften, das angekratzte nationale Selbstbewusstsein wieder aufzupäppeln. Immerhin ist die Anstrengung nicht vergeblich. Im Schnitt steigen die Testergebnisse der deutschen Schüler um 1,5 PISA-Punkte jährlich. Im Dezember 2013 hatte sich der PISA-Schock dann für viele Kommentatoren in einen PISA-Erfolg gewandelt, als deutsche Schüler deutlich über dem Durchschnitt lagen und in die gleiche Leistungsgruppe wie die zuvor enteilten Länder Kanada oder Finnland sortiert wurden.

Je nach Bewertungsrubrik macht der mit großem Aufwand in zwölf Jahren erkaufte Anstieg bei den PISA-Resultaten fünf bis sieben Prozent aus. Das ist sicher nicht schlecht. Doch mittlerweile lassen gleich mehrere Studien darauf schließen, dass man besser dastünde, wenn man einfach nur die Beleuchtung in den Klassenzimmern optimiert hätte.

Auch wenn es fast schon zu simpel klingt: Politiker hätten ruhig mal mehr Geld für neue Lampen genehmigen können. Auch so hätten sie die Leistung vieler Schüler gezielt gesteigert.

Chronobiologen und Kinderpsychologen vermuten schon lange, dass helles Licht im Klassenzimmer wichtig für die Konzentration, innere Rhythmik und Leistungsfähigkeit der Schulkinder ist. Mittlerweile haben sie den Einfluss systematisch untersucht und plädieren immer lauter für eine bessere Beleuchtung von Klassenräumen. Vermehrte Helligkeit allein bringt einem Experiment aus Hamburg zufolge beispielsweise bei der Lesegeschwindigkeit binnen neun Monaten ein Leistungsplus von neun Prozent!

Für die innere Uhr sind hier zwei Dinge wichtig: die Helligkeit und die Farbtemperatur, also ob das Licht eher blauweiß und kalt erscheint, weil sein Farbspektrum in den kurzwelligen Bereich verschoben ist, oder gelblich warm, weil besonders viele langwellige Anteile enthalten sind. Helligkeitswerte ab etwa 2000 Lux sowie ein blauweiß erscheinendes Licht von 5500 Kelvin (so die Maßeinheit für die Farbtemperatur) oder mehr kommen nämlich nicht nur dem Tageslicht unter freiem Himmel besonders nahe, auf sie sprechen auch die entscheidenden Messfühler der Bio-Zeitmessung am besten an: Die Melanopsin-Zellen in der Netzhaut reagieren am sensibelsten auf Licht mit einer Wellenlänge von 480 Nanometern. Und davon ist ganz schön viel im kalten blauweißen Licht enthalten.

Noch schreibt der DIN-Standard Nummer 5035 vor, die Lampen in deutschen Klassenzimmern sollen eine Helligkeit von nur 300 Lux und eine Farbtemperatur von 4000 Kelvin haben. Das entspricht ziemlich genau dem, was die übliche Neonröhre so absondert – und darauf reagieren die inneren Uhren der Kinder leider viel zu schwach.

In einem solchen Dauerdämmerlicht gebe es rein biologisch gesehen für die Psyche der Schüler kaum Anreize, die Aufmerksamkeit heraufzuregeln, die Konzentration zu steigern und die Wachheit auf Maximal zu stellen, meint der Leiter der Kinder- und

Jugendpsychiatrie des Hamburger Universitätsklinikums Eppendorf, Michael Schulte-Markwort. Er publizierte mit Kollegen 2011 die mittlerweile sehr bekannt gewordenen Hamburger Daten.

Die Forscher untersuchten zwei Grundschulklassen, deren Decken neun Monate lang mit verstellbaren Speziallampen der Firma Philips bestückt waren, und verglichen die Resultate mit zwei gewöhnlich ausgeleuchteten Klassen. Lehrer und Schüler in beleuchtungstechnisch optimierten Räumen konnten zwischen sieben verschiedenen Programmen wechseln, vom sehr schummrigen und eher rötlichen „Extreme Relax" für Entspannungsphasen bis zum taghellen „Concentrate" für anstrengende Büffel- und Prüfungsstunden, die hohe Aufmerksamkeit erfordern. Diese Variante kommt mit ihrer Helligkeit von 1060 Lux und der stark ins Blauweiße geregelten Farbtemperatur von 5800 Kelvin dem natürlichen Licht am nächsten.

Ansonsten achteten die Psychologen darauf, möglichst alle Variablen zwischen den Gruppen vergleichbar zu halten – auch die Motivation der Schüler. Allein der Einsatz des helleren Lichts über einen längeren Zeitraum sorgte demnach in den einen Klassen für mehrere statistisch signifikante Unterschiede. So machten die Kinder der modern ausgeleuchteten Klassen gegen Ende der Studie beim Lesen viel weniger Fehler als die Kinder der Vergleichsgruppen. Beim Test war das Licht in allen Klassen natürlich gleich.

Am meisten beeindruckte Schulte-Markwort aber das Resultat bei der Lesegeschwindigkeit: „Offenbar weil die Konzentrationsfähigkeit der Kinder durch den Einfluss des Lichts steigt, lesen sie im Schnitt pro Minute dreieinhalb Wörter mehr als die anderen Schüler." Die einen Schüler hatten während der Versuchszeit ihr Tempo um 16 Prozent gesteigert, die anderen nur um sieben – macht neun Prozentpunkte Differenz.

Eine segensreiche Wirkung hatte übrigens auch das beruhigende Licht vom Typ „Extreme Relax". Setzten Lehrer es gezielt ein, wenn sie den Kindern beispielsweise in einer Vorlesestunde im hektischen Schulalltag Erholung gönnen wollten, waren diese tatsächlich messbar weniger zappelig als sonst.

Die Resultate aus Hamburg wurden inzwischen mehrfach bestätigt. Forscherteams in den Niederlanden und in China kamen mit dem gleichen Ansatz zu ähnlichen Resultaten. Schulte-Markwort selbst ermittelte bei erwachsenen Testpersonen, dass helles blauweißes Licht den Spiegel des Hormons Cortisol im Speichel ansteigen lässt. Das ist ein oft benutzter Indikator für gesteigerte Aufmerksamkeit.

Sogar das Fernsehen bestätigte den Licht-Effekt: Angeregt von der Grundschulstudie, testete die ARD im Sommer 2012 für ihre *Große Show der Naturwunder*, moderiert von Ranga Yogeshwar und Frank Elstner, zwei Schulklassen in Mathematik. Die eine unter DIN-5035-Standardlicht, die andere unter dem Philips-Programm „Concentrate". Schulte-Markwort gibt zu, ein wenig nervös gewesen zu sein, da solche halbwissenschaftlichen Experimente natürlich auch schiefgehen können. Doch dann kam es sogar noch besser als erwartet: Die „erhellten Köpfchen" rechneten um ein ganzes Fünftel richtiger als die Vergleichsgruppe.

Natürlich sagt ein solches TV-Experiment wenig aus, aber es passt perfekt ins Bild, das uns Grundlagenforschung und seriöse Studien mit Menschen vermitteln.

Noch seien „die Lichtverhältnisse an deutschen Schulen ausgesprochen unterentwickelt", klagt Psychiater Schulte-Markwort. Da muss die Frage wohl erlaubt sein: Wie lange noch?

Warum wir tags mehr Helligkeit brauchen

„Licht ist mit Abstand der stärkste Zeitgeber“, sagt einer, der es wissen muss. Christian Cajochen forscht seit vielen Jahren an der Universität Basel über jene Faktoren, die Einfluss auf unsere Rhythmik nehmen. Und seine Aussage gilt natürlich nicht nur für Schulkinder. Im Gegenteil: Je älter wir werden, desto wichtiger sind äußere Zeitgeber für unsere inneren Uhren. Denn die Zeitzentrale im Zwischenhirn verliert mit den Jahren an Nervenzellen. Das ist ein ganz normaler Alterungsprozess, aber er macht unser Zeitgefühl immer abhängiger von äußeren Impulsen wie dem Tageslicht.

Wer tagsüber viel nach draußen geht, wirkt diesem Prozess optimal entgegen und nutzt den Superzeitgeber Licht besonders gut. Wiederholte, halbwegs gleichmäßig über den Tag verteilte, mindestens fünfzehnminütige Lichtduschen stabilisieren und verstärken unsere inneren Rhythmen. Und sie sorgen nebenbei dafür, dass die Bio-Zeitmessung besonders pünktlich ist.

Über den Einfluss des hellen Lichts am Tage, das in unsere Augen fällt, wurde inzwischen so viel geforscht, dass an seinem Segen keinerlei Zweifel mehr besteht. Es steigert nicht nur Leistungs- und Konzentrationsfähigkeit, sondern lindert viele Beschwerden und beugt über eine Intensivierung und Stabilisierung des biologischen Zeitgefühls einer Reihe von Krankheiten vor.

Berühmt wurde eine Studie, die Eus van Someren, Hirnforscher in Amsterdam, bereits vor 15 Jahren publizierte. Mit Kollegen gelang es ihm, die völlig chaotischen inneren Rhythmen einer Gruppe von Alzheimer-Patienten nur mit Hilfe einer Lichttherapie zu stabilisieren. Er installierte Tageslichtlampen an der Decke des Aufenthaltsraums eines Pflegeheims und machte sie nur tagsüber an. Dieser Impuls reichte bereits aus, um den Alltag im Heim radikal zum Guten zu verändern.

Vielen Patienten, die nachts oft rastloser auf den Gängen herumgerannt waren als tags, gab das helle Licht ihren natürlichen Rhythmus zurück. Als Folge der Demenz war zuvor das Zeitgefühl der Pflegebedürftigen weitgehend verloren gewesen. Doch das neue, starke Zeitgeber-Signal brachte ihre inneren Uhren wieder auf Trab – und bescherte damit nicht nur den Patienten erholsameren Schlaf zur rechten Zeit, sondern auch dem Pflegepersonal.

Seitdem wurden diese Resultate oft bestätigt. Immer mehr Pflegeheime setzen deshalb auf extrahelle Lampen und versuchen zugleich, ihre Bewohner, sooft es geht, tagsüber nach draußen zu bringen. Vor allem in Japan und den Niederlanden kommt diese moderne Komponente der Altenpflege allmählich an. In Deutschland, Österreich und der Schweiz besteht dagegen Nachholbedarf.

Offenbar scheut man die Ausgaben für neue Beleuchtungstechnik sowie mehr Personal, um Pflegebedürftige tagsüber nach draußen zu begleiten. Eine seriöse Kalkulation würde indes gegenrechnen, dass man nachts weniger Personal benötigte und es den Bedürftigen deutlich besser gehen würde – beides spart wiederum viel Geld. Ich wiederhole es also gerne: Die erste, grundsolide, für weltweite Aufmerksamkeit sorgende und mehrfach bestätigte Studie zum Thema ist schon 15 Jahre alt. Geändert hat sich bis dato fast nichts.

Es mag ein Dilemma dieses Buches sein, dass es sich viel mit Krankheiten wie Altersdemenz, Depression und Herzinfarkt beschäftigt. Doch medizinische Studien kreisen nun mal viel eher um die Diagnose und Behandlung von Krankheiten als um deren

Prävention. Außerdem sind Zusammenhänge zwischen einer bestimmten Lebensweise und einem womöglich davon begünstigten Zustand natürlich immer dann statistisch besonders leicht nachzuweisen, wenn es sich um körperliche Extremsituationen handelt.

Grundsätzlich gilt aber die Regel: Verhaltensänderungen, die für Menschen gut sind, die bereits erkrankt sind, dürften auch den vielen Gesunden helfen, möglichst lange fit zu bleiben und ihre eigenen, schlimmstenfalls schon weit entleerten Akkus wieder aufzuladen.

Da wären zum Beispiel die vielen vollkommen gesunden Alten. Sie sind nicht dement, leiden aber häufig wegen abgeschwächter innerer Rhythmen. Immer wieder höre ich am Rande meiner Vorträge die gleichen Klagen: Senioren liegen nachts oft für längere Zeit wach und schlafen oberflächlicher sowie weniger leicht ein als früher. Fachleute sprechen dann vom fragmentierten Schlaf. Zudem sind die Alten tagsüber schläfriger als früher. Nicht zuletzt deshalb machen sie so häufig einen langen Mittagsschlaf, was nicht immer gut für den folgenden Nachtschlaf ist. Gerade ihnen würde es helfen, tags so viel wie möglich nach draußen ans Licht zu gehen.

Selbst gesunde Menschen mittleren Alters profitieren von möglichst vielen Lichtduschen am Tag. Ihr idealer Einstieg in den Tag ist, morgens mindestens dreißig Minuten zu Fuß und ohne Sonnenbrille zur Arbeit zu gehen. Lichtduschen am Vormittag zählen für die meisten Manschen nämlich doppelt, sagt der Berliner Chronobiologe Dieter Kunz: „Morgendliches Licht macht akut wach und es verstärkt die Amplituden der inneren Uhren."

Aus dem gleichen Grund schwören viele Experten wie der Hamburger Michael Schulte-Markwort zusätzlich auf den Einsatz von Lichtweckern. Diese reißen einen nicht nur aus dem Schlaf. Sie verscheuchen mit ihrer Leuchtkraft auch gleich die letzten Reste des Nachtboten Melatonin aus dem Blutkreislauf.

Die Stärkung der inneren Rhythmik ist also eine äußerst sinnvolle Präventionsmaßnahme für viele Volks- und Stresskrankheiten. Nicht umsonst gilt Lichttherapie, bei der man längere Zeit in eine sehr helle Speziallampe schaut, schon längst als effektive Maßnahme gegen saisonale Depression, in ihrer schwachen Form auch Winterblues genannt. Vieles spricht dafür, dass diese Form der Niedergeschlagenheit, die jeden fünfzigsten Mitteleuropäer in der starken und jeden zehnten in der milden Form regelmäßig im Spätherbst ereilt, durch eine Abnahme der inneren Rhythmik ausgelöst wird. Und die ist wiederum eine Folge des Lichtmangels, der in dieser Jahreszeit wegen der kurzen Tage besonders ausgeprägt ist.

Die Datenlage ist längst so solide, dass manche Krankenkassen Betroffenen die Kosten von rund hundert Euro für eine Lichttherapielampe auf Nachfrage zurückerstatten. In der Schweiz gehören die Lampen, die im normalen Fachhandel erhältlich sind, sogar zur Pflichtleistung. Wer das Licht benötigt, kann sie zum Beispiel auf den Schreibtisch stellen und während des Arbeitens immer mal wieder hineinschauen. Oder man nimmt die erste Lichtdusche schon während des Frühstücks, sofern die helle Leuchte auf dem Esstisch Platz findet und der Rest der Familie sich nicht belästigt fühlt. (Tatsächlich dürften sogar alle profitieren.)

Je häufiger und länger die Lichtduschen sind, desto besser ist ihr Effekt. Dreißig bis sechzig Minuten sollten im Laufe eines Tages auf jeden Fall zusammenkommen. Handelsübliche Lichttherapielampen geben dabei keine UV-Strahlen ab, da diese die

Netzhaut schädigen können. Ihre Helligkeit liegt zwischen 2500 und 10 000 Lux, wobei die neuesten Produkte einen erhöhten Blaulichtanteil haben.

Zuletzt häuften sich sogar die Hinweise, dass eine Lichttherapie auch solche Depressionen lindert, die keine saisonale Ursache haben: „Depressiven Patienten hilft es enorm, wenn man sie gleich am Morgen sieben Stunden raus schickt", sagt der Basler Cajochen. Gerade in der Psychiatrie werde die Wirkung von Licht noch „generell unterschätzt". Sein Kollege Schulte-Markwort bestätigt das: „Milde Formen der Depression sind mit Licht oft gut behandelbar."

Zu ähnlichen Resultaten kam schon vor zehn Jahren eine Analyse der internationalen Cochrane-Gesellschaft, die die Zuverlässigkeit wissenschaftlicher Resultate überprüft. Und auch die Grundlagenforschung findet immer mehr Hinweise, dass Depressionen oft mit einer gestörten inneren Rhythmik einhergehen.

Die Neuseeländerin Anna Wirz-Justice, Cajochens Vorgängerin auf dem Basler Lehrstuhl für Chronobiologie und Pionierin bei der Erforschung des Einflusses von Licht auf unser Zeitgefühl, beschäftigt sich ebenfalls mit dem Zusammenhang zwischen Licht, innerer Rhythmik und krankhafter Schwermut. Erst kürzlich zeigte sie mit Kollegen, dass Schwangere, die unter Depressionen leiden und keine Medikamente nehmen möchten, eindeutig von einer Lichttherapie profitieren.

Dazu passt eine berühmt gewordene Beobachtung des Italieners Francesco Benedetti. Der Psychiater am Mailänder Universitätskrankenhaus San Raffaele entdeckte, dass seine Patienten die Klinik im Schnitt etwas schneller verließen, wenn sie in sonnigen, nach Süden oder Südosten ausgerichteten Räumen gelegen hatten. Offenbar hatte ihnen das vermehrte Tageslicht rascher auf die Sprünge geholfen. Daraufhin entwickelte er eine Kombinationstherapie aus Lichtduschen, Schlafentzug und Medikamenten, mit der er Schwermütige seitdem behandelt. Sie wirkt meist besser, nachhaltiger und deutlich rascher als Medikamente allein.

Beim Einsatz im Alltag und bei ganz gesunden Menschen sind die Experten übrigens schon einen Schritt weiter: Sie nutzen nicht nur das helle Licht, sondern versuchen die gesamte natürliche Helligkeit auf unsere künstliche Innenraumwelt zu übertragen. Schulte-Markwort setzt ein ähnliches Lichtprogramm, wie er es in den Experimenten mit den Schulklassen erprobt hat, in der Hamburger Kinderklinik Altona ein. Man arbeite dort jeden Tag damit: „Tagsüber nutzen wir helles blauweißes Licht zur Steigerung von Aufmerksamkeit und Konzentration, abends schalten wir auf dunkleres warmes Licht zur Förderung der Entspannung.“ Sein knappes, aber überzeugendes Fazit: „Das hilft!“

Noch besser werden die Möglichkeiten in ein paar Jahren sein, wenn moderne LED-Leuchten günstiger und ausgereifter sind als heute. Dann, so hofft Christian Cajochen, gebe es verbreitet „Lichtdecken aus LED-Lampen, die das natürliche Licht simulieren: morgens hell und kalt, abends schummrig und warm.“ Das sei eindeutig die Zukunft.

Ingenieure des Stuttgarter Fraunhofer-Instituts für Arbeitswirtschaft und Organisation entwickelten bereits eine LED-Lichtdecke, die einen Himmel mit bewegten Schäfchenwolken simuliert. Büroarbeiter fühlen sich darunter angeblich wie in der freien Natur. Sie sollen konzentrierter, aufgeweckter und leistungsfähiger sein. Die Decken sind mit Kacheln verkleidet, die knapp 300 weiße oder verschiedenfarbige LEDs tragen. Die Kosten pro Quadratmeter belaufen sich auf etwa tausend Euro.

„Stellen Sie sich vor, Sie sitzen in einem Raum ohne Fenster – und dennoch glauben Sie, die Sonne scheint Ihnen direkt ins Gesicht." Mit diesen Worten wirbt die Europäische Union für ihr Projekt COELUX, in das sie 2,5 Millionen Euro investiert. Es soll per Simulation „die physikalische und optische Wirkung natürlichen Lichts in Innenräumen" nachempfinden.

Ab Ende 2014 sollen diese LED-Elemente, die kombiniert mit nanostrukturierten Materialien den „Lichtstreuprozess in der natürlichen Atmosphäre" imitieren, fertig sein. Und sie scheinen wahre Wunder zu bewirken: Man habe getestet, „dass sich sogar unter Klaustrophobie leidende Menschen glücklich und entspannt fühlen, wenn sie dem COELUX-Licht ausgesetzt sind", sagt Paolo Di Trapani von der Universität im italienischen Como.

Unübertroffen wird natürlich immer der Gang nach draußen bleiben. Denn die Helligkeit des Tageslichts von bis zu 100 000 Lux werden auch LEDs niemals erreichen. So gesehen ist ein Urlaub in den Bergen oder an der See natürlich die beste denkbare Therapie gegen Winterblues.

Sogar das spärliche Resttageslicht, das uns Frischluftmuffel noch erreicht, obwohl wir viel zu selten nach draußen gehen, beeinflusst uns. Die Voraussetzung dafür ist allerdings, dass wir uns vom Alltag keinen fremden Rhythmus aufdrängen lassen. So lautet das verblüffende Ergebnis einer großen Internet-Umfrage, das der Münchner Chronobiologe Till Roenneberg vor sechs Jahren publizierte: Wenn sie nicht arbeiten müssen und keinen Wecker stellen, also an Wochenenden oder in den Ferien, schlafen die Menschen im äußersten Osten Deutschlands im Durchschnitt 34 Minuten früher ein als die Menschen im Westen – wo die Sonne 36 Minuten später untergeht.

Diese Parallele ist natürlich kein Zufall. Im Gegenteil unterstreicht sie, dass auch der moderne Mensch sich ein ziemlich gutes Gespür für den zu Urzeiten so wichtigen Zeitgeber Licht bewahrt hat. Nur leider ist dieses Gespür unbewusst – und gegen die weitaus stärkeren Reize der 24-Stunden-Gesellschaft völlig machtlos.

Das Wissen über den Einfluss des Lichts auf unsere biologische Zeitmessung sollten wir in Zukunft jedenfalls gezielt nutzen. Das wäre der erste wichtige Schritt auf dem Weg zu einem sinnvollen Umgang mit der Zeit. Und es ist der erste Teil meiner *Wake up!* Forderungen an Politik, Gesellschaft und an Sie, meine werten Leser.

Wake-up-Plan 1
Nichts wie raus

„Unsere Wissenschaft hat ein neues Stadium erreicht", urteilt die Grande Dame der Lichttherapieforschung, die Neuseeländerin Anna Wirz-Justice. Ärzte entdeckten endlich die neue, die zeitorientierte „Dimension der Medizin". Und das Licht sei dabei eines ihrer wichtigsten Therapeutika.

Doch was Kranken hilft und ein sinnvolles Instrument zur Prävention von Volkskrankheiten ist, geht auch Gesunde an. „Moderne Menschen haben oft schlecht synchronisierte innere Rhythmen", weiß Wirz-Justice. Es wird höchste Zeit, etwas dagegen zu tun. Und die Chronobiologie zeigt, es gibt ein gutes Werkzeug dafür: tags mehr Licht!

Hier die wichtigsten Regeln und Forderungen auf dem Weg zu stärkeren inneren Rhythmen mit Hilfe des Superzeitgebers Licht:

- Gehen Sie tagsüber mehr nach draußen, vor allem vormittags. Das heißt konkret: den Weg zur Arbeit oder zur Schule zu Fuß oder mit dem Fahrrad zurücklegen. Wer zu Hause arbeitet, sollte morgens Anlässe suchen, ins Freie zu gehen (Besorgungen machen, Sport treiben, spazieren gehen). Während der Arbeit sollten wir Pausen an der frischen Luft und unter freiem Himmel einlegen.

- Tagsüber grundsätzlich keine Sonnenbrille tragen und ruhig auch mal bewusst nach oben in den hellen Himmel schauen. (Manchmal gibt es Ausnahmen; doch dazu später mehr.)

- Auch unsere Freizeit sollten wir möglichst im Freien verbringen. Bei Aktivitäten, die sich genauso gut im Freien wie in geschlossenen Räumen erledigen lassen, ist die Freiluftvariante vorzuziehen. Jogging an frischer Luft ist zum Beispiel besser als auf dem Laufband im Keller.

- Wer nicht genug nach draußen gehen kann, sollte mit Tageslicht- oder Lichttherapielampen nachhelfen. Vor allem wer Probleme mit dem zeitigen Aufstehen hat oder nach dem Aufstehen nur schwer in die Gänge kommt, kann sich zusätzlich mit einem Lichtwecker wecken lassen.

- Arbeitgeber haben für möglichst helle Büros, Besprechungszimmer und Kantinen zu sorgen: Sie sollten Tageslichtlampen anbringen, sehr große, möglichst nach Süden oder Südosten ausgerichtete Fenster einbauen, im Zweifelsfall Lichtschächte installieren. Unter Umständen und in Rücksprache mit einem

Mediziner können auch einzelne Schreibtische oder Arbeitsplätze mit Lichttherapielampen ausgestattet werden.

- Arbeitgebern sei empfohlen, ihren Angestellten zusätzlich zur ausführlichen Mittagspause während der bezahlten (!) Arbeitszeit mindestens zwei bis drei 15-minütige Frischluftpausen zu erlauben: eine oder zwei vormittags, eine mittags. Für Tage, an denen das Wetter sehr schlecht ist, sollte es Aufenthaltsräume geben, die mit Tageslichtlampen ausgeleuchtet sind.

- Wenn Ihr Arbeitgeber Sie nach der Finanzierbarkeit dieser Maßnahmen fragt, antworten Sie: Die Abnahme an Arbeitszeit und die Kosten für die moderne Beleuchtung werden durch einen geringeren Krankenstand, eine verringerte Fehler- und Unfallquote sowie eine erhöhte Produktivität während der verbliebenen Zeit höchstwahrscheinlich mehr als aufgewogen.

- Schulen, Krankenhäuser und Pflegeheime sollten mit moderner auf Tageslicht umschaltbarer Lichttechnik und besonders großen Fenstern ausgestattet werden. Schüler tun sich einen riesigen Gefallen, wenn sie ihre Pausen wenn irgend möglich im Freien verbringen. Pflegebedürftige und Krankenhauspatienten sollten möglichst viel ins Freie dürfen und, wenn nicht anders möglich, nach draußen gebracht werden.

- Vorhänge und Rollläden haben wann immer möglich offen zu bleiben, damit ungehindert Sonnenlicht ins Innere dringen kann. (Zu Ausnahmen später mehr.)

- Die Hinweise zu Lichtduschen und dem Timing der Aktivität sind besonders für ältere Menschen wichtig. Ihr zentraler Zeitmesser im Mittelhirn tickt oft nicht mehr so stark wie in jungen Jahren, weshalb sie auf Zeitgeber-Signale von außen besonders stark angewiesen sind.

- Der Effekt der Lichttherapie muss noch besser erforscht werden, und sofern sich die positive Wirkung bestätigt, sollten Krankenkassen das Verfahren in ihren Standard-Leistungskatalog aufnehmen.

Kapitel 2
Mehr Dunkelheit!

Leben ist Rhythmus

Leben ist Rhythmus. Leben ist Musik. Ohne periodisches Auf und Nieder wäre Leben nicht möglich, denn nichts hassen biologische Systeme mehr als Gleichförmigkeit.

Das gilt auch für Sie, geschätzte Leser: Werden Ihre Augen fixiert, so dass Sie permanent auf denselben Fleck starren müssen, sehen Sie rasch gar nichts mehr. Im Dauerlärm verlieren Ihre Ohren jede Sensibilität. Ihre Muskulatur verfällt, wenn sie niemals entspannen kann. Ihre Nerven verarbeiten keine Signale mehr, wenn sie ihre Erregung nicht mehr modulieren dürfen. Und auch Ihr gesamtes Gehirn muss regelmäßig vom Modus der Datenaufnahme (Wachheit) in jenen der Datenverarbeitung (Schlaf) wechseln, um leistungsfähig zu bleiben.

Der Wechsel von Ruhe und Aktivität ist also ein biologisches Grundprinzip. Und das fundamentale Timing dieser Rhythmik wird zusätzlich von der Physik bestimmt. Die Evolution hat sich die Musikalität des physiologischen Geschehens nämlich geschickt zunutze gemacht. Die Taktung der Umwelt vorauszuahnen, ist für Organismen ein unschätzbarer Vorteil. Manchen Tieren hilft es, bei Sonnenaufgang schon aktiv zu sein, anderen, vor dem ersten Frost in Winterschlaf zu fallen. Und natürlich folgt auch der Mensch unbewusst den Rhythmen seiner Billionen Zellen, die allesamt verbunden sind zu einem hochkomplexen Räderwerk des Zeitgefühls.

Wissenschaftler erkunden, wie, wo und warum das Uhrwerk der Natur so tickt, wie es tickt. Ihre lawinenartig angewachsenen Erkenntnisse zu begreifen heißt, sein Leben zu ändern. Und es bedeutet für viele Menschen, sich für gesellschaftliche Veränderungen zu engagieren. Im ersten Kapitel habe ich erklärt, warum uns helles Licht tagsüber gut tut. Es ist nur folgerichtig, sich als Nächstes mit der Dunkelheit bei Nacht zu beschäftigen.

Hell und Dunkel: Das ist der bestimmende Rhythmus unseres Lebens. Er prägt unsere Natur und die unserer biologischen Vorfahren seit Milliarden Jahren. Doch so, wie das Licht am Tag derzeit aus unserer Existenz verschwindet, so werden die Nächte für uns Menschen immer heller. Auf der Strecke bleibt die innere Rhythmik – unser Gleichgewicht. Und weil Rhythmus Leben ist, belastet diese Tendenz in letzter Konsequenz das Leben selbst.

Mäuse, die einem ungewohnten Hell-Dunkel-Zyklus von abwechselnd dreieinhalb statt der natürlichen ungefähren zwölf Stunden ausgesetzt sind, schlafen zwar nicht weniger als sonst. Selbst ihre inneren Uhren scheinen erstaunlicherweise noch halbwegs gut mit der Situation fertig zu werden. Aber ihre Psyche leidet: Die Tiere entwickeln eine Art Depression und ihr Hormonspiegel signalisiert ein Leben im hochgradig ungesunden Dauerstress.

Das sollte uns zu denken geben. Denn was der sprichwörtliche *Homo faber,* der schaffende und Werkzeuge gebrauchende Mensch, seit einiger Zeit systematisch betreibt, ist eine Nivellierung der natürlichen Schwankungen seines wichtigsten Zeitgebers Licht. Ähnlich wie bei den Mäusen wird unsere innere Rhythmik empfindlich gestört, gerät durcheinander oder schwächt sich immer weiter ab. Der resultierende toxische Dauerstress äußert sich zunächst diffus: ein unerklärlicher Leistungsabfall kann am Anfang stehen, mit der Zeit lässt die Konzentrationsfähigkeit nach, die Schlafqualität sinkt. Langfristig nimmt die Körperfülle zu, während Fitness und Lebensenergie verfliegen. Schließlich werden wir krank.

Das rhythmisch-musische Fundament des Lebens offenbarte sich im Jahr 2013 auch der US-amerikanischen Biologin Huda Akil – allerdings auf einem eher skurrilen Weg. Denn die Leiterin des Instituts für molekulare Neurowissenschaften der Universität von Michigan in Ann Arbor, USA, hatte Tote untersucht.

Akil und Kollegen entnahmen kurz zuvor Verstorbenen Gehirnzellen und ermittelten den Aktivitätszustand einzelner Gene zum Zeitpunkt des Todes. Die Idee dahinter: Da jedes Gen den Bauplan für ein bestimmtes Biomolekül enthält, verraten einem die Gene, die gerade abgelesen wurden, als die Zelle starb, mit welcher Aufgabe diese zum Zeitpunkt des Todes beschäftigt war.

Anders ausgedrückt: Der Tod hatte einen bestimmten Moment im zyklischen Geschehen der Zellen regelrecht eingefroren. Und tatsächlich wurden die Forscher im Erbgut der untersuchten Zellen vielfach fündig. Sie entdeckten eine Reihe systematischer Zusammenhänge zwischen der Tageszeit und dem Muster der zellinternen Genaktivierung. Unser Tagesrhythmus manifestiere sich „in einer wahren Symphonie der Genaktivität“, folgerte Akil. Wie gesagt: Leben ist Rhythmus. Leben ist Musik.

Zu guter Letzt hatten die Forscher das periodische Geschehen innerhalb der einzelnen Zellen aus ihren Daten so gründlich nachvollzogen, dass sie sogar den Todeszeitpunkt eines Menschen allein aufgrund des Genaktivitätsmusters seiner Gehirnzellen ermitteln konnten. Noch viel spannender war indes eine zweite Entdeckung: Jene Menschen, bei denen vor dem Tod eine Depression diagnostiziert worden war, besaßen ein systematisch verändertes Genaktivitätsmuster. Es schien, als sei ein Teil ihrer Molekularbiologie aus dem Takt geraten. Dieser Teil tickte im Durchschnitt drei Stunden hinter der tatsächlichen Zeit hinterher, befand sich laut Akil „in einer ganz anderen Zeitzone als jener, in der die Menschen starben".

Dieses Resultat wirft die alte Frage auf, ob gestörte innere Rhythmen Auslöser von Depressionen sein können. Sicher ist: Sie sind ein zwangsläufiger Begleiter der krankhaften Schwermut. Schlafstörungen und andere gesundheitliche Folgen verflachter oder gegeneinander verschobener innerer Rhythmen gehen nicht ohne Grund immer mit Depressionen einher. Und wie bereits erwähnt, scheinen Maßnahmen wie die Lichttherapie, die gezielt die innere Rhythmik stärken, sie erfolgreich zu bekämpfen.

Wie mächtig das Auf und Ab der Genaktivität in den einzelnen Zellen ist, unterstreichen zwei andere Zahlen: Bis zu 15 Prozent aller Gene in jeder unserer Körperzellen schwingen in ihrer Aktivität im Tagesverlauf auf und nieder, das heißt, sie folgen dem Diktat der Uhren-Eiweiße. So wird zum Beispiel in der Leber das Gen für Alkoholdehydrogenase, also für das Enzym, das Alkohol abbaut, abends deutlich stärker abgelesen als am Morgen. Jeder, der schon einmal beim vormittäglichen Sektempfang beschwipst war, obwohl er weniger getrunken hat, als er abends locker vertragen würde, wird die mitunter unangenehmen Auswirkungen dieses Phänomens bestätigen.

Über den gesamten Körper hinweg zeigen sogar neun von zehn Genen an irgendeiner Stelle eine tagesrhythmisch schwankende Aktivität. Auch molekularbiologisch sind wir also eine Ansammlung von unzählbar vielen, hochkomplex organisierten und haarfein aufeinander abgestimmten Uhrwerken. Zudem gehorchen wir nicht nur *einem* Rhythmus. Wir folgen Hunderten. Der Münchner Chronobiologe Till Roenneberg fand ein passendes Bild dafür: Die inneren Uhren bestimmten im Körper so viele verschiedene Vorgänge, „dass sich zwei x-beliebige Menschen biochemisch gesehen zum gleichen Zeitpunkt ähnlicher sind, als ein Mensch, den man mit sich selbst vor zwölf Stunden vergleicht".

Haben wir dieses Prinzip begriffen, verstehen wir, warum es nicht nur reicht, die Hochphasen der inneren Rhythmik verstärken zu wollen. Unser biologisches Zeitgefühl profitiert von einer solchen Strategie nur dann, wenn sie die Tiefpunkte nicht mit nach oben zieht.

Die Amplitude der Schwingung ist entscheidend, nicht die Höhe der Maxima. Wir sollten den hellen Tagen also dunkle Nächte gegenüberstellen.

Von Amseln lernen

Was wir von Amseln lernen können? Zwitschern und dabei aufgeregt herumhüpfen zum Beispiel. Aber es gibt noch etwas: Forscher haben die schwarzen Vögel, die so nervig meckern, aber auch so hübsch singen können, unlängst zu Modelltieren für die Erforschung der Nacht erkoren. Genau genommen, geht es in den Experimenten nicht um die Nacht selbst, sondern um das Verschwinden derselben und die zwangsläufigen Auswirkungen auf einen komplexen Organismus.

Seit Thomas Alva Edison am 21. Oktober 1879 die erste halbwegs dauerhaft leuchtende Glühbirne erfand, machen wir Menschen die Nacht zum Tag. Die Dunkelheit weicht immer mehr dem künstlichen Licht. Fast alle elf Jahre verdoppelt sich die Lichtmenge, die unser Globus nachts abstrahlt. Die globale Beleuchtung steigt jährlich um fast sechs Prozent. Und die Lichterzeugung macht inzwischen 19 Prozent des gesamten weltweiten Energieverbrauchs aus. Die Lichtglocken über den Ballungszentren der zivilisierten Welt verschmelzen nach und nach zu einem riesigen, weltumspannenden Beleuchtungsteppich.

Dass man wegen dieser Lichtverschmutzung in vielen Ländern kaum noch einen Flecken Erde findet, von dem aus man nachts mit bloßem Auge die Milchstraße erkennt, ist dabei noch das geringste Problem. Lichtverschmutzung wirkt im Zusammenspiel mit den zahlreichen künstlichen Lichtquellen, die in geschlossenen Räumen natürlich auch nachts erstrahlen, auf unsere inneren Uhren – und zwar auf alles andere als gute Weise.

Edisons Erfindung beeinflusst schon lange das menschliche Zeitgefühl. Sie sorgt dafür, dass die *master-clock* im Mittelhirn zunehmend Probleme hat, sich auf der endlosen Achse zwischen Tag und Nacht immer wieder neu und korrekt zu verorten.

Der Mangel an ausreichendem Licht am Tag, mit dem sich das vorige Kapitel beschäftigte, mag gravierender sein als die Lichtverschmutzung bei Nacht. Aber auch die zu große Helligkeit in unserer eigentlichen Ruhezeitzone raubt uns auf Dauer Energie. Das Bewusstsein für dieses Problem ist ziemlich neu. Aber das macht es nicht weniger dringlich.

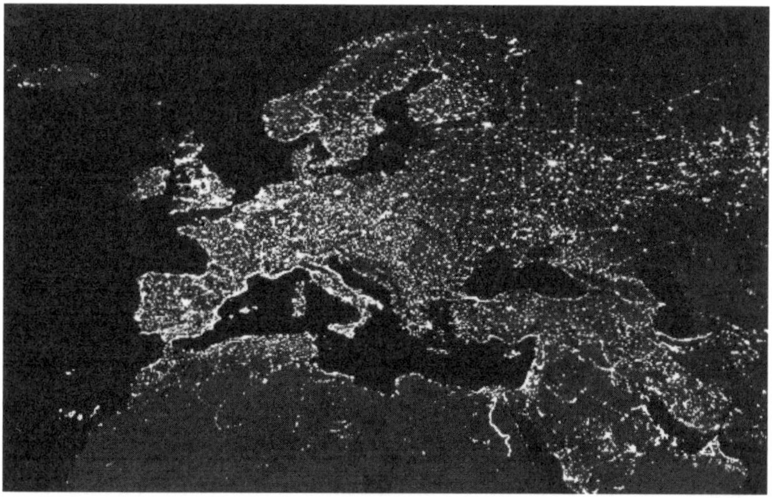

Europa bei Nacht – Es wird allmählich schwierig, ein wirklich dunkles Örtchen zu finden. Unter der Lichtverschmutzung leiden die inneren Uhren von Mensch und Tier.

Doch was hat das mit Amseln zu tun? So eine Amsel hat es in der Großstadt des 21. Jahrhunderts ganz schön schwer. Beginnt sie im Morgengrauen, wenn es gerade ein bisschen hell geworden ist, zu zwitschern, so wie es ihre Artgenossen im stillen dunklen Wald tun und Myriaden von Amsel-Vorfahren immer schon getan haben, wird sie übertönt. Viel zu viele Autos fahren schon umher, Fabriken, Generatoren und Lüftungen lärmen. Die Großstadt kommt ja nie zur Ruhe.

Genau wie uns Menschen, so geht auch den Amseln nicht nur wegen der Lärmverschmutzung das Zeitgefühl verloren: Abends wird es gar nicht mehr richtig dunkel. Überall leuchten Straßenlaternen, Scheinwerfer und Leuchtreklamen – nicht wenige davon die ganze Nacht hindurch. So wissen die armen Vögel gar nicht, wann der Tag zu Ende ist – und was in ihrem Fall noch schlimmer wiegt: wann er morgens wieder neu beginnt.

Letztlich verschiebt sich der innere Rhythmus der Singvögel. Ihr Zeitgefühl beschleunigt sich und wird störanfällig. Sie werden früher aktiv und finden später Ruhe. Auf der Strecke bleiben jeden Tag 40 Minuten wohlverdienten Amselschlafs. Das folgt aus neuen Erkenntnissen von Forschern aus Glasgow und vom Max-Planck-Institut für Vogelforschung in Radolfzell.

Auch eine Studie des Leipziger Helmholtz-Zentrums für Umweltforschung hat im Jahr 2013 die Zwitscherzeiten von Großstadt-Amseln analysiert und mit Daten aus der halbwegs unberührten Natur in einem Auwald verglichen. Das Resultat passt gut: In eher leisen, aber deutlich mit Licht verschmutzten Großstadt-Parks beginnt der Amselgesang heutzutage bis zu zwei Stunden zu früh.

Grund dafür sind auch hier vermutlich die künstlich erhellten Nächte, die den inneren Rhythmus der Tiere ordentlich durcheinander bringen. Bis zu einem bestimmten Maximalwert besteht sogar ein linearer Zusammenhang: Je mehr Licht in der Nacht, desto früher starten die Vögel mit Gesang. Die biologischen Uhren der Tiere werden durch die Lichtverschmutzung offensichtlich systematisch verstellt.

Eine dritte im Jahr 2013 publizierte Amselstudie ergründet die biologischen Hintergründe: Nächtliches Licht, das ähnlich hell wie die Lichtverschmutzung einer gewöhnlichen Großstadt ist, verringert den Spiegel des Nachthormons Melatonin im Körper der Vögel. Und dieses Melatonin spielt eine sehr wichtige Rolle im inneren Zeitgefüge.

Auch bei uns Menschen ist der Zusammenhang zwischen Licht und Melatonin bestens untersucht. Bereits 1980 maßen Forscher erstmals, dass die Wahrnehmung nächtlichen Lichts eine Abnahme der Melatoninproduktion in der Zirbeldrüse auslöst. Weil die Wissenschaftler damals unbedingt Effekte sehen wollten, war die getestete Helligkeit ungewöhnlich hoch. Die Daten nahm deshalb niemand so recht ernst. Doch in den vergangenen drei Jahren erschienen gleich mehrere Studien, die auch bei eher funzeligem Licht von weniger als 200 Lux, wie es von vielen Innenraumleuchten ausgeht, einen Einfluss registrierten.

Inzwischen scheint klar: Gewöhnliches spätabendliches Kunstlicht, wie es viele Menschen regelmäßig umgibt, hat offensichtlich das Potenzial, die *master-clock* im Hirn zu verstellen. Die innere Zeitmessung rechnet zu diesem Zeitpunkt mit Dunkelheit. Deshalb reagiert sie auf viel geringere Lichtmengen als tagsüber, wenn mehrere Tausend Lux den erwartet hohen Sonnenstand verkünden. Auf diesem Weg zögert das abendliche Licht den Anstieg des Nachtboten Melatonin hinaus. Es verringert die objektive und subjektive Schläfrigkeit von Menschen, lässt diese deshalb später zu Bett gehen und im Anschluss manchmal schlechter schlafen. Zu dumm nur, dass die allermeisten morgens nicht entsprechend länger liegen bleiben können.

Es gibt zudem ernstzunehmende Hinweise aus epidemiologischen Analysen, dass nächtliches Licht, vermutlich weil es die Melatoninmenge verringert, das Krebsrisiko erhöht. Schuld daran könnte sein, dass das Nachthormon auch eine Rolle bei der Reparatur von Krebs auslösenden Schäden am Erbgut übernimmt. Die Weltgesundheitsorganisation WHO hat jedenfalls aufgrund dieser Hinweise gerade erst das Arbeiten in Nachtschichten – bei dem man einer besonders großen Menge an nächtlichem Licht ausgesetzt ist – in die Liste der bekannten und wahrscheinlichen Krebsauslöser aufgenommen.

So wie tagsüber helles Licht wichtig ist, sollte es also spätabends und nachts dunkel sein. Das stabilisiert unsere Rhythmik, macht uns früh schläfrig, unseren Schlaf effizienter und lässt uns tags darauf besonders aktiv werden. Die Dunkelheit am Abend unterstützt das Gehirn und seine Drüsen dabei, rechtzeitig und in ausreichenden Mengen das Nachthormon Melatonin auszuschütten, das schließlich auf die innere Zeitmessung des Körpers zurückwirkt.

Zunutze machen sich diesen Effekt übrigens Ärzte, die blinden Menschen helfen wollen, die eine defekte Netzhaut mit funktionslosen Melanopsin-Zellen haben. Bei diesen Menschen ist die innere Zeitmessung oft völlig durcheinander, da ihrer *master-clock* die wichtige Rückmeldung zur aktuellen Helligkeit fehlt. Sie leben deshalb ähnlich wie einst die Probanden in den Bunkerexperimenten ihren ganz eigenen, mit der Außenwelt allenfalls schlecht synchronisierten Rhythmus.

Den Blinden verordnen die Ärzte Melatonin-Tabletten, die sie immer zur gleichen Zeit kurz vor dem Zubettgehen einnehmen sollen. Dieses Signal, das sozusagen den Beginn der Nacht kennzeichnet, reicht den meisten Betroffenen aus, um wieder eine deutliche, mit dem äußeren Tagesablauf synchrone Rhythmik auszubilden. Aus dem gleichen Grund schwören übrigens auch manche Vielflieger auf die abendliche Melatonin-Dosis im Kampf gegen Jetlags. Das in Deutschland verschreibungspflichtige Medikament besorgen sie sich rezeptfrei in den USA oder Polen.

Das Melatonin ist sozusagen das dunkle Pendant der morgendlichen Lichtdusche, die sehenden Menschen am allerbesten hilft, ihre innere Uhr zu stärken. Die Lichtdusche tut dies übrigens auch nicht nur direkt via Melanopsin-Zellen und Mittelhirn, sondern zusätzlich indirekt über das Nachthormon Melatonin, dessen allerletzte morgendliche Reste helles Licht rasch aus dem Blut vertreibt.

Zeitgleich mit dem abendlichen Melatonin-Anstieg sorgt die chronobiologische Schaltzentrale für eine Abkühlung der Körperkerntemperatur. Und das ist wiederum das wichtigste Signal an den längst ermatteten Körper, in den Schlafmodus überzugehen. Nun sinken Körperspannung, Leber- und Nierentätigkeit sowie die Aufmerksamkeit und Informationsaufnahme des Gehirns. Andere Organe, das Immunsystem und die sich regelmäßig rundum erneuernde Haut drehen dagegen auf. Unter natürlichen Umständen und wenn uns kein Wecker vorzeitig weckt, sinkt Stunden später der Melatoninspiegel, und der Cortisolspiegel steigt. Nun kann der neue Tag beginnen.

Problematisch wird es, wenn das Licht zur falschen Zeit leuchtet und das so sorgsam austarierte System womöglich im entscheidenden Moment aus dem Gleichgewicht gerät. Gerade erwähnte ich bereits, dass anders, als man noch vor ein paar Jahren dachte, schon geringe Lichtmengen am Abend und in der Nacht den geschlossenen Hormonkreislauf des Menschen zu stören scheinen. Sie wirken wie ein kleines Leck, durch das unentwegt geringe Mengen des wichtigen Hormons Melatonin versickern. Die Rhythmik verflacht, und das normale Schlafgefüge, das für unsere Gesundheit so unerhört wichtig ist, wird brüchig.

Thomas Edison behauptete einst: Elektrisches Licht „ist auf keinen Fall gefährlich für die Gesundheit, und es beeinträchtigt auch nicht die Zuverlässigkeit des Schlafs“. Offenbar hat sich der geniale Erfinder zumindest in diesem Punkt getäuscht.

Die dunkle Macht des Lichts

Können Sie sich vorstellen, beim abendlichen Zähneputzen das Badezimmerlicht zu löschen? Das ist eine ernst gemeinte Frage. Und auch wenn Sie mich für verrückt halten, es wäre gar keine so schlechte Idee. Sollten Sie um diese Zeit allerdings partout nicht auf Licht im Badezimmer verzichten wollen, zünden Sie sich einfach eine Kerze an oder bestücken Sie die Lampen mit Leuchten, die warmgelbes, nicht zu helles Licht ohne hohen Blauanteil aussenden. Das ist nicht nur gemütlich und entspannend. Es beeinträchtigt vor allem ihr Zeitgefühl nicht.

Der Berliner Chronobiologe Dieter Kunz entdeckte mit Hilfe seiner in Brillengestelle eingebauten Lichtsensoren nämlich nicht nur, dass die meisten Menschen tags im Dauerdunkel leben. Er staunte noch ein zweites Mal, als er die Brillenträger-Studie auswertete: Für viele seiner Probanden war der vermutlich chronobiologisch wirksamste Moment am ganzen Tag der abendliche Blick in den besonders kalt und hell erleuchteten Badezimmerspiegel.

„Biologisch gesehen ist das eine Katastrophe", urteilt Kunz. Ausgerechnet dann, wenn wir kurze Zeit später ins Bett gehen und einschlafen wollen, setzen wir uns noch einmal einer Extraportion Helligkeit aus?

Zu seinem drastischen Urteil gelangte Kunz übrigens erst nach einer weiteren Untersuchung. Denn die gewöhnlichen Lichtduschen beim Zähneputzen sind eher kurz. Die bisherigen Studien über den Einfluss abendlichen Lichts haben sich also kaum an der natürlichen Situation orientiert, da sie die Folgen einer lang anhaltenden Lichteinwirkung auswerteten.

„Wer hat es abends schon vier Stunden lang konstant hell?", fragt Kunz. Bei der großen Mehrheit sei die meiste Zeit sehr wenig und noch dazu recht warmes Licht vorherrschend, etwa die Glühlampen im Wohnzimmer, dann aber für kürzere Zeit sehr helles Licht. „In der Realität wechseln wir vielleicht von einem hell erleuchteten Fitnessstudio in unsere moderat beleuchtete Wohnung und später noch einmal von der schummrigen Leseecke ins Neonlicht des Badezimmers."

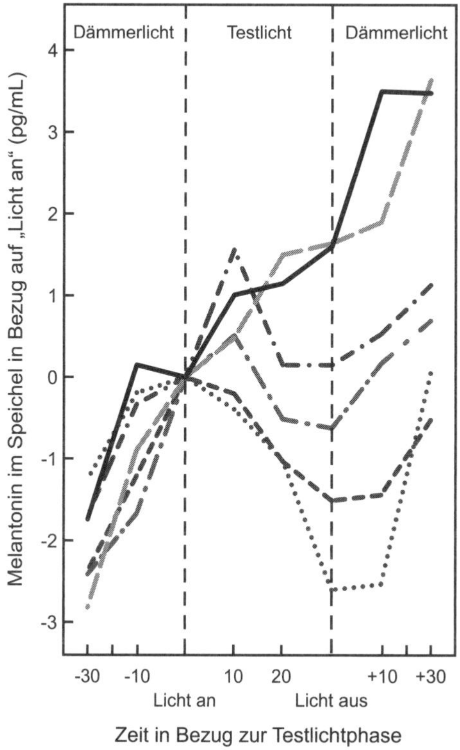

Licht als Wachmacher – 30 Minuten Lichtdusche am Abend verzögern den natürlichen Anstieg des Hormons Melatonin, mit dem das Gehirn dem Körper signalisiert, dass es Nacht wird. (Mittelwerte von neun Menschen.) Schwarz: dauerhaftes Dämmerlicht (maximal 10 Lux); gestrichelt von oben nach unten: warmweißes dunkles Licht „Badezimmergelb" (130 lx, 2000 Kelvin); kaltweißes Bürolicht (500 lx, 6000 K); Badezimmer-Weißlicht (130 lx, 6000 K); Tageslichtlampe (500 lx, 5000 K); warmweißes helles Licht (500 lx, 2000 K).

Deshalb ging Kunz im Jahr 2013 mit seinem Team der Wirkung von 30-minütigen abendlichen Lichtduschen aus unterschiedlichen Lichtquellen auf den Grund – und durfte sich bestätigt fühlen: Auf sämtliches Licht, das entweder sehr hell war oder einen hohen Blaulichtanteil hatte, reagierte die biologische Zeitmessung hochsensibel.
Der Melatoninspiegel, der eigentlich auf seinem natürlichen allabendlichen Weg nach oben war, sank durch die Lichteinwirkung zwischenzeitig und stieg hinterher nur verzögert wieder an. Wer sich spätabends also auch nur kurzfristig einer Lichtdusche aussetzt, wird mit großer Wahrscheinlichkeit verspätet müde, schläft anschließend vielleicht sogar oberflächlicher und wacht häufiger auf. Nur ein einziges, „Badezimmergelb" getauftes, warmes, nicht sehr helles Licht ließ die inneren Uhren der neun Testpersonen unbeeindruckt.

Leider musste die Untersuchung aus Berlin mit sehr wenigen Teilnehmern auskommen und sollte deshalb noch bestätigt werden, bevor man daraus weitreichende Forderungen ableitet. Die Daten passen aber so gut zu den Erkenntnissen der Grundlagenforschung und werden durch Resultate aus zahlreichen anderen Studien untermauert, dass ein paar Folgerungen an dieser Stelle erlaubt sind.

Zumindest wer Einschlafprobleme hat oder damit kämpft, abends nicht zeitig genug müde zu werden, sollte seine Beleuchtung überprüfen. Alle Lampen, die sehr helles und ziemlich kaltes Licht abstrahlen, sollten abends und nachts ausbleiben. Dunkles Licht mit einem warmen Ton ist dagegen ideal. Die klassische 25-Watt-Glühbirne, Kerzen oder einige der modernen Spezial-LEDs sind abends also das Leuchtmittel der Wahl.

Das chronobiologisch unauffällige „Badezimmergelb" aus der Studie von Dieter Kunz hatte übrigens eine Helligkeit von

130 Lux und eine Farbtemperatur von 2000 Kelvin. Da immer mehr Leuchtmittelhersteller neben der Watt-Zahl auch die Farbtemperatur in Kelvin (K) auf der Verpackung angeben, ist es inzwischen recht einfach, schon beim Einkauf darauf zu achten, dass die inneren Uhren abends nicht unnötig zurückgestellt werden.

Wer hingegen bis in die Nacht wach und aufmerksam bleiben möchte, sollte zu dieser Zeit gezielt Tageslichtlampen einsetzen (zum Beispiel mit 500 Lux und 5000 Kelvin). Auf Dauer geht das aber nur gut, wenn man morgens ausschlafen kann. Sonst führt diese Strategie – die den Abend zum künstlich verlängerten Nachmittag macht und den darauf folgenden Morgen zur späten Nacht – zwangsläufig zu chronischem Schlafmangel. Über dessen verheerende Auswirkungen wird im übernächsten Kapitel noch ausführlich die Rede sein.

Ohnehin könnte die nächtliche Lichtverschmutzung noch einen zweiten, langfristigen Effekt auf unseren Körper haben: Sie raubt uns das intuitive Gespür für die Jahreszeiten und verändert unseren Hormonhaushalt. Von Tieren ist bekannt, dass sie die jahreszeitlichen Schwankungen im Melatoninspiegel als Signal für einen inneren Kalender nutzen. Im Sommer sind die Nächte kurz, und der Körper schüttet über 24 Stunden hinweg deutlich weniger Melatonin aus als im Winter, wenn die melatoningeschwängerten Nächte lang sind.

Wann sich Vögel mausern oder in den Süden ziehen, wird durch dieses Signal ebenso getaktet wie die Empfängnisbereitschaft zahlreicher weiblicher Säugetiere. In der Landwirtschaft wird Melatonin inzwischen sogar gezielt eingesetzt, um etwa Schafe zur biologisch falschen Jahreszeit trächtig werden zu lassen.

Von Menschen kennt man diesen Einfluss des Melatonins zwar nicht. Auch kennen wir weder Mauser noch jahreszeitliche

Schwankungen bei der Empfängnisbereitschaft. (Obwohl es hier tatsächlich winzige, nur statistisch messbare Effekte gibt: Im Herbst und Frühjahr wurden zumindest früher etwas mehr Kinder gezeugt als sonst). Aber es gibt immerhin auch bei uns ein paar Hinweise auf einen biologischen Kalender. Zum Beispiel essen wir im Winter etwas mehr und meist auch fettreicher als im Sommer. Und dieser Kalender dürfte durch das viele nächtliche Licht und die damit einhergehende Abnahme des Nachtboten Melatonin nicht unbeeinflusst bleiben.

Manche Wissenschaftler, wie der Basler Chronobiologe Christian Cajochen, spekulieren inzwischen sogar darüber, dass die nächtliche Helligkeit auf dem Weg der schleichenden Verringerung des Melatoninspiegels dazu beiträgt, dass heutige Kinder durchschnittlich viel früher in die Pubertät kommen als ihre Altersgenossen vor hundert Jahren.

Zumindest gibt es Hinweise, dass viel Melatonin, wie es in langen dunklen Nächten gebildet wird, die Geschlechtsreife verzögert. Heranwachsende gehören aus dem gleichen Grund zu der einzigen Gruppe, bei der Experten von abendlichen Lichtduschen grundsätzlich abraten: Sie schieben bei Kindern vermutlich nicht nur – wie unter Umständen gewünscht – die innere Rhythmik und die abendliche Abnahme der Aufmerksamkeit nach hinten, sie greifen tief ins Hormonsystem ein und beschleunigen auf diesem Weg vermutlich auch die Reifung.

Warum wir nachts mehr Dunkelheit brauchen

Im Jahr 2007 war ich in Wieland Backes' Fernsehtalkshow „Nachtcafé" zum Thema „Schlaflos, traumlos, ruhelos" zu Gast und hatte das Glück, den im Februar 2013 verstorbenen Kabarettisten Dietrich Kittner kennenzulernen. Er erzählte in der Runde von seinem Leben als „Langschläfer". Vor 4 Uhr morgens gehe er nie zu Bett, sein Arbeitstag beginne aber auch erst um 14 Uhr. Vielleicht habe er deshalb einen Beruf ergriffen, der perfekt zu diesem Rhythmus passe.

Vermutlich war es aber auch ein bisschen umgekehrt: Sein ganz spezieller Beruf hat ihn womöglich erst so richtig zur Nachteule gemacht. Berühmt war Kittner jedenfalls nicht nur für seine guten Witze und seine politisch linke Gesinnung, sondern auch für sein schier unmenschliches Arbeitspensum. Er lebte regelrecht für seinen Beruf, denn über drei Jahrzehnte hinweg absolvierte er mit Programmen wie „Maden in Germany!", „Im Westen nichts Treues" oder „Der Krieg der Tröpfe" ungefähr 200 Soloauftritte pro Jahr.

Permanent auf Reisen stieg Kittner ausschließlich in Hotels ab, in denen er verspätet auschecken durfte. Auch auf lichtdichte Vorhänge oder Rollläden sowie die Möglichkeit, erst mittags zu frühstücken, mochte er niemals verzichten.

Im Gespräch nach der Sendung erzählte ich ihm vom Einfluss des Lichts auf die inneren Uhren, und er lachte nicht schlecht: „Was denken Sie, wann es bei mir am hellsten ist?", fragte er. „Abends auf der Bühne im Scheinwerferlicht natürlich – und das fast jeden Tag." Kein Wunder, dass sein sicher bereits angeborener Hang zu einem relativ späten Rhythmus durch diesen allabendlichen, die innere Zeitmessung zurücksetzenden ungewollten Einsatz des Zeitgebers Licht noch deutlich verstärkt wurde. Sein Übriges tat dann vermutlich noch Adrenalin, das sein Körper während des Auftritts ausgeschüttet und nicht rechtzeitig zum Einschlafen wieder abgebaut hatte. Es verstellt zwar nicht die Rhythmik, aber hält länger wach.

Dazu passt ein zweiter Fall: Ein befreundeter Künstler beklagte sich unlängst, er könne abends nicht einschlafen. Er gehe meist kurz nach Mitternacht zu Bett, liege dann aber fast immer bis mindestens 2 Uhr wach, bevor er endlich in den Schlaf finde. Völlig entnervt gestand er mir, früher sei das nie so gewesen, und es habe sich eigentlich nichts in seinem Leben geändert.

Doch schließlich wurde klar, dass er seit ein paar Monaten bis etwa 23 Uhr Tuschezeichnungen anfertigte. Und weil er dazu sehr gut sehen musste, hatte er sein Atelier mit Tageslichtlampen bestückt. Damit war der Auslöser der Einschlafstörung gefunden und das Problem alsbald gebannt. Der Künstler beendete das Zeichnen nun bereits um 21 Uhr und erledigte danach, falls nötig, andere Arbeiten, die kein übertrieben helles Licht erforderten. Die Einschlafstörung verschwand.

Kabarettist und Künstler, aber vor allem auch die moderne Wissenschaft lehren uns, wie bestimmend Licht in eigentlich dunklen Momenten sein kann. Es wird höchste Zeit, mit diesem potenten Werkzeug behutsam umzugehen, warnt neben vielen anderen Forschern auch der Basler Cajochen. Er machte im Jahr 2011 Schlagzeilen, weil er mit seinem Team nachweisen konnte, dass es unseren Körper und Geist messbar verändert, wenn wir abends längere Zeit auf einen Computermonitor starren.

Die Testpersonen mussten abends vier Stunden lang Aufgaben am Computer lösen. Dabei benutzten sie moderne LED-Monitore, bei denen der Blaulichtanteil (454 und 474 Nanometer) entweder erhöht oder reduziert war. Was zunächst viele überraschte, passt heute perfekt zum Stand der Wissenschaft: Ist das blaue Licht im Monitor heraufgedimmt, verzögert sich die abendliche Ausschüttung des Melatonins und damit das Signal an den Körper, sich auf die beginnende Nacht vorzubereiten.

Als logische Folge werden die Betroffenen verspätet schläfrig und bleiben länger geistig fit. Sie können sich Dinge während der Computerarbeit besser merken und sind insgesamt aufmerksamer. Ist das blaue Licht dagegen herabgedimmt, bleiben diese Effekte aus.

„Solche Erkenntnisse sollten wir uns gezielt zunutze machen", sagt Cajochen. Die Elektronikindustrie sei gefordert, Monitore zu entwickeln, die sich an die chronobiologischen Bedürfnisse ihrer Nutzer anpassten. „Klar soll man nachts auch noch E-Mails lesen dürfen", aber wenn man danach früh schlafen gehen wolle und kein Interesse an einer Beeinflussung seiner inneren Uhren habe, solle man den Blaulichtanteil des Monitors zuvor verringern können.

Im umgekehrten Fall, wenn eine Person abends oder nachts am Bildschirm arbeiten muss und dabei besonders aufmerksam und leistungsfähig bleiben möchte, „dann kann man ja den Blaulichtanteil gezielt heraufregeln", so Cajochen. Auch hier darf aber natürlich der Hinweis nicht fehlen, dass es auf Dauer unbedingt nötig ist, die Abend- oder Nachtarbeiter am nächsten Morgen ausschlafen zu lassen – so wie es Dietrich Kittner intuitiv machte, wie es aber viel zu wenigen Menschen möglich ist, die regelmäßig Schlaf für Arbeit opfern.

Das Monitor-Problem ist jedenfalls bis heute nicht gelöst. Im Gegenteil drängt sich mit den Smartphones eine neue Lichtquelle in unser Leben, die wir noch bereitwilliger auch kurz vorm Einschlafen benutzen. „Smartphones sind perfekt darauf ausgerichtet, unseren Schlaf zu zerstören", sagt Russel Johnson, Chronobiologe von der Michigan State University, USA. Er fand heraus, dass auch der späte Blick aufs Smartphone den Melatonin-Anstieg unterbricht. „Handynutzung nach 21 Uhr" macht seiner Meinung nach „am nächsten Tag unproduktiv und träge".

Auch die neueste Fernsehtechnik beruht auf LEDs. Und weil Fernsehgeräte heutzutage immer größer werden und damit immer mehr Licht abstrahlen, kommt womöglich eine neue Beeinträchtigung auf unsere innere Rhythmik zu. Umsichtige TV-Hersteller sollten jedenfalls allmählich daran denken, einen Abend- und Nachtmodus mit abgedimmten Blau in ihre neuen Geräte einzubauen.

Fraglos könnte es neben dem vielen Licht am Tag also auch die geringere Lichtmenge in der Nacht sein, die uns während des Urlaubs so tief und fest schlafen sowie ausgeschlafen aufwachen lässt. Im Strandhotel oder auf dem Campingplatz sitzen wir nun mal abends lieber auf der Terrasse und schauen in die Sterne, als dass wir den Computer noch mal hochfahren, im hell erleuchteten Fitnesscenter schwitzen oder vor der Glotze hängen.

Für diese These spricht nicht nur, dass Landwirte, die morgens früh raus müssen und tagsüber viel im Freien arbeiten, biorhythmisch gesehen im Mittel viel besser in den natürlichen Tag-Nacht-Wechsel finden als Büroarbeiter. Auch eine Studie aus dem Jahre 2013 passt hervorragend dazu: Kenneth Wright, Chronobiologe von der University of Colorado, USA, reiste zuvor mit Kollegen und acht durchschnittlich 30 Jahre alten Probanden in einen experimentellen Campingurlaub in die Rocky Mountains.

Taschenlampen und Smartphones waren verboten, das einzige künstliche Licht kam vom abendlichen Lagerfeuer. Übernachtet wurde in Zelten, durch die die Morgendämmerung hindurch schien. Im Zeltlager durften die Studienteilnehmer schlafen gehen und aufstehen, wann es ihnen ihr Zeitgefühl nahelegte. Doch sie gingen nicht etwa später schlafen, wie sie es zu Hause an Wochenenden machten, sondern deutlich früher. Und sie wurden früher wach.

Die zivilisationsbedingte Störung der inneren Uhren fehlte. Der natürliche und direkte Zugang zu den Faktoren Licht und Dunkelheit zeigte seine Wirkung. Die individuellen Unterschiede bei der sogenannten Chronotypisierung – ob man eher früh oder spät müde wird und aufsteht – verringerten sich. (Auf Chronotypen gehe ich im nächsten Kapitel ein.)

So weit entspricht das Resultat den Erwartungen. Allerdings fällt es überraschend deutlich aus: Schon nach einer Woche hatten sich die Rhythmen der Versuchspersonen weitgehend mit der Natur synchronisiert. Sie schliefen nicht viel länger als zuvor, gingen aber im Schnitt zwei Stunden früher zu Bett und standen entsprechend früher auf – meist kurz nach der Morgendämmerung.

Besonders interessant war die Analyse des Melatoninspiegels. Er fiel im Zelturlaub bereits vor dem Aufwachen im Morgengrauen deutlich ab und erreichte schon kurz danach das Tagesniveau. Das ist ein deutliches Zeichen dafür, dass die Probanden während des Campings viel rascher wach und leistungsfähig wurden als im Alltag zu Hause. Offenbar hat sie tatsächlich ihre biologische Zeitmessung geweckt und nicht das Tageslicht. Ihre inneren Uhren waren trotz der kurzen Anpassungszeit bereits auf die natürliche Situation eingestimmt.

Vor der Abreise lebten die Testpersonen den für ihre Gesellschaft typischen, nach hinten verschobenen Rhythmus. Sie gingen gegen Mitternacht zu Bett und standen gegen 8 Uhr morgens auf. Ohne Arbeit hätten sie sich vermutlich noch mehr wie Nachteulen verhalten. Denn sie litten – wie sehr viele Menschen – unter dem Gefühl, morgens nicht richtig wach zu werden und immer erst verspätet in die Gänge zu kommen. Schuld daran: die Verschiebung der inneren Rhythmik durch zu viel Licht am Abend und das mangelnde Licht in den Schlafräumen und Wohnungen vor und nach dem Aufstehen, vermuten Wright und

Kollegen. Dazu passt hervorragend, dass die Melatoninwerte im Alltag morgens erst zwei Stunden später abnahmen als im Campingurlaub.

Natürlich ist es bedauerlich, dass die Studie mit nur acht Testpersonen auskommen musste. Aber solche Studien sind sehr aufwändig und es gibt kaum Geldgeber dafür. Da die Ergebnisse aber sehr gut zu den allgemeinen Erkenntnissen der Chronobiologie passen, werden Folgestudien den grundsätzlichen Trend sicher bestätigen.

Trotz der geringen Studiengröße und angesichts vieler anderer Resultate der Chronobiologie besteht also kaum Zweifel: Die allermeisten Menschen werden früher müde und stehen früher und ausgeschlafener auf, wenn sie tags möglichst viel Sonnenlicht und nachts keiner Lichtquelle ausgesetzt sind. Unseren Vorfahren muss es zumindest in diesem Punkt blendend gegangen sein.

Das abendliche Kunstlicht in den Wohnstuben und die unnatürliche morgendliche Dunkelheit in den Schlafzimmern verzögern die Rhythmen hingegen und machen uns alle ein bisschen mehr zur unausgeschlafenen, morgenmuffeligen Nachteule, als es unsere individuellen inneren Uhren eigentlich vorschreiben. Für diese These spricht auch, dass in der Studie aus Colorado gerade diejenigen rhythmisch gesehen vom Leben in der Natur besonders stark profitierten, die im Alltag am deutlichsten zur Nachteule tendierten.

Kenneth Wright formuliert die wichtige Botschaft seiner Studie so: „Unsere Resultate legen nahe, dass Menschen mit früheren Bett- und Wachzeiten leben könnten, die besser zu ihren Arbeits- und Schulplänen passen würden, wenn sie ihre Exposition gegenüber Tageslicht erhöhen und jene gegenüber elektrischer Beleuchtung bei Nacht verringern würden.“ Seine Tipps tauchen auch im *Wake up!* Plan auf: morgens spazieren gehen, Vorhänge öffnen, zum Mittagessen das Haus verlassen, abends die Beleuchtung herunterdimmen sowie Computer und Fernsehgeräte auslassen. Wenn man all das beachte, wache man morgens garantiert frischer auf.

Was mir an den Bemerkungen des renommierten Biologen aus Colorado besonders wichtig erscheint: Es geht seiner Meinung nach weniger um unser nächtliches Wohl, wenn wir abends und nachts etwas für unsere rhythmische Intuition tun. Sondern es geht darum, tags darauf wieder mehr vom Leben zu haben, aufgeweckter zu sein, Energie und Zeit zurückzugewinnen.

Der zweite Teil meiner *Wake up!* Forderungen zielt folglich im Kern darauf ab, zur rechten Zeit mehr Dunkelheit in unser Leben zu bringen. Dann werden wir auch die helle Tageszeit wieder viel besser genießen und nutzen können.

Wake-up-Plan 2
Licht dimmen, Rechner aus

Es ist bei Erscheinen dieses Buches gerade mal eineinhalb Jahre her, da haute der große US-amerikanische Schlafforscher Charles Czeisler von der Harvard Medical School, Boston, USA, im weltweit führenden Forschungsmagazin *Nature* so richtig auf die Pauke: „Es ist unverzichtbar, dass wir mehr darüber lernen, wie der Einsatz künstlichen Lichts und andere Einflüsse der 24/7-Gesellschaft den Schlaf, die zirkadianen Rhythmen und die Gesundheit der Bevölkerung beeinflussen“, schrieb Czeisler im Mai 2013 in einem alarmierenden Kommentar.

Die Technik habe uns längst vom 24-Stunden-Tag abgekoppelt, auf den hin sich unsere Natur einst entwickelte. Chronischer

Schlafmangel, eine ernste Bedrohung für das mentale und körperliche Wohlbefinden aller Menschen, sei eine der gravierendsten Folgen – und die Erfindung des elektrischen Lichts eine der am wenigsten beachteten Ursachen.

Nicht zuletzt wegen des elektrischen Lichts habe sich das natürliche chronobiologische Aktivitätshoch vieler Menschen vom Nachmittag in die Abendstunden verlagert, der Abend in die Nacht. Doch der Morgen beginne deshalb nicht später, so dass die Nacht sich immer mehr verkürze. Es sei höchste Zeit, Technik und Lebensstil so zu verändern, dass sich die Zeit raubende und krank machende Entwicklung umkehre.

Hier die wichtigsten Regeln und Forderungen auf dem Weg zu dunkleren Nächten und damit zu inneren Rhythmen, die wieder besser zum natürlichen Tag passen und unser täglich Maß an toxischem Stress verringern helfen:

- Egal ob in der Wohnung oder im Büro: idealerweise sollten Sie tagsüber sehr helle, kaltweiße Leuchtmittel einsetzen (500 Lux oder mehr, mindestens 5000 Kelvin). Ab dem späten Nachmittag, vor allem aber abends und nachts benutzen Sie stattdessen nur noch warmgelbe Leuchtmittel (maximal 130 Lux und 2000 Kelvin) – auch im Badezimmer. In Ausnahmefällen kann man taghelles Licht abends oder nachts gezielt einsetzen, um wach und aufmerksam zu bleiben. Doch Vorsicht: Das raubt Schlaf.

- Auch abends, wenn es dämmert oder schon dunkel ist, sind Freizeitaktivitäten an der frischen Luft der Indoor-Variante vorzuziehen. Jogging und Workout im sparsam beleuchteten Park sind besser als im vergleichsweise hellen Fitnesscenter.

- Meiden Sie spätabends hell erleuchtete Einrichtungen. Setzen Sie sich in Kinos nach hinten. Wenn es im Sommer lange hell ist und Sie sich dann im Freien aufhalten, sollten Sie sich unter Umständen abends eine Sonnenbrille aufsetzen. (Dazu später mehr.)

- Lassen Sie Computer, Smartphone und Fernseher die letzte Stunde vor dem Zubettgehen aus. Prüfen Sie, ob Sie das Lesen von E-Mails oder das Schauen der Nachrichten nicht auf den nächsten Morgen verschieben können. Lesen Sie stattdessen zum Beispiel bei geringer Beleuchtung ein Buch (das schadet nachgewiesenermaßen nicht den Augen), unterhalten Sie sich mit jemandem oder hören Sie Musik. Das sorgt nicht nur für einen raschen Anstieg des biologischen Nachtboten Melatonin, es entspannt zudem und erleichtert das zeitige Einschlafen.

- Müssen Sie dennoch einen Monitor benutzen, sollten Sie diesen möglichst dunkel stellen und darauf achten, dass er möglichst wenig Blaulicht im Bereich um 480 Nanometer aussendet. Es gibt schon heute spezielle Software, mit deren Hilfe man das Farbspektrum beeinflussen kann. Die Elektronikindustrie täte zudem gut daran, Monitore und Displays zu entwickeln, die ihr Farbspektrum der Uhrzeit anpassen können.

- Gehen Sie zeitig zu Bett und schlafen rasch ein, können Sie den Effekt der Anpassung an die natürlichen Rhythmen dadurch verstärken, dass Sie das Schlafzimmer nicht abdunkeln und so die natürliche Morgendämmerung mitbekommen. Das ist vor allem sinnvoll, wenn Sie kein großes Schlafdefizit haben. Andernfalls kommt Ihnen jede Minute zusätzlicher Schlaf, den ein abgedunkeltes Zimmer bringen kann, vermutlich mehr zugute. (Leiden Sie darunter, abends zu früh müde zu werden, kann abendliches Licht helfen. Auch dazu später mehr.)

- Kommunen können viel gegen die Lichtverschmutzung unternehmen – und nebenbei eine Menge Strom sparen. Es ist zum Beispiel nachgewiesen, dass die Verkehrssicherheit nicht leidet, wenn die Straßenbeleuchtung deutlich dunkler ist als heute. Die Verwendung von Leuchtreklame und das nächtliche Anstrahlen historischer Bauten sollten auf ein Mindestmaß beschränkt werden.
- Erhärten sich die wissenschaftlichen Erkenntnisse zu den negativen Folgen nächtlichen Lichts, müssen Politiker über eine Änderung arbeitsrechtlicher Vorschriften nachdenken. Da helles Licht beim Arbeiten am späten Abend und nachts sinnvoll sein kann, sollten Angestellte tags darauf frühestens ab der Mittagszeit arbeiten, um ausschlafen zu können. (Genaue Hinweise zum Umgang mit Schichtarbeit folgen.)

Kapitel 3
Werft die Wecker weg!

Von Eulen und Lerchen

Jeder kennt sie: diese netten, aufgeweckten Kollegen, die morgens immer als Erste im Büro sind. Bestgelaunt und perfekt gestylt grüßen sie Neuankömmlinge mit freundlichem Hallo und überfallen die werten Mitarbeiter sogleich mit einer Reihe trefflicher Ideen. Auf ihrem Schreibtisch herrscht schon um 8 Uhr morgens Ordnung, da sie die Aufträge vom Vorabend bereits abgearbeitet haben. Zwischenzeitlich eingetroffene E-Mails sind selbstredend längst beantwortet. Auch das zweite Frühstück ist bereits Geschichte – und der Inhalt der Tageszeitung komplett verinnerlicht.

Kaffee trinken diese Menschen selten, allenfalls Tee. Meistens begnügen sie sich mit Wasser. Das ganze Büro profitiert von ihrer frühmorgendlichen Betriebsamkeit.

Die viel später eintreffenden Kaffeetrinker, die vor 10 Uhr auch über den besten Scherz nicht lachen können, Geselligkeit keinesfalls vor 11 Uhr schätzen und wichtige Telefonate ob ihrer Morgenmuffeligkeit lieber erst ab 12 Uhr führen, sind immer wieder irritiert und nicht selten genervt: Wie schafft die Kollegin das bloß, morgens immer schon so fröhlich zu sein? Was für Pillen schluckt der Chef nach dem Aufstehen, dass er in aller Herrgottsfrühe ein fröhliches Liedchen nach dem anderen trällert?

„Morgenstund hat Gold im Mund“ oder „Der frühe Vogel fängt den Wurm“. Das sind die Lieblingssprüche der Frühaufsteher. Sie benötigen im Allgemeinen keinen Wecker zum rechtzeitigen Wachwerden – und danach natürlich auch keine Gute-Laune-Pillen.

Um 5 oder 6 Uhr, manche sogar schon um 4, wachen sie ohne fremdes Zutun auf, haben anschließend reichlich Zeit für Frühsport, Haushalt, Zeitung, den Hund und das Frühstück, das zudem besonders üppig ist, da sie bereits ordentlich Appetit entwickeln. Schließlich gehen sie rechtzeitig für das erste Leistungshoch des Tages zur Arbeit, meist lange vor den anderen Kollegen.

Das Mittagessen nehmen sie am Wochenende zu sich, wenn andere gerade erst die Brötchen für das Frühstück holen. Dafür fallen ihnen abends frühzeitig die Augen zu. Die Gesprächigkeit der Frühaufsteher verschwindet schlagartig, wenn die Morgenmuffel beim abendlichen Kartenspiel oder beim gemeinsamen Schwatz nach dem Feierabendsport so richtig aufdrehen. Frühaufsteher sind auch Partymuffel.

Ganz anders die Spätaufsteher: „Morgenstund ist ungesund“ oder „Der frühe Vogel kann mich mal“, kalauern sie. (Beides übrigens Titel empfehlenswerter Bücher.) Sie wären abends, wenn sie einschlafen sollen, gerne mal so müde wie morgens, wenn der Wecker klingelt. Aufstehen vor 9, 10 oder 11 Uhr ist für sie die größte Qual. Appetit entwickeln sie erst gegen Mittag und gute Laune auch nicht viel früher.

Dafür sind sie spätnachmittags und abends richtig auf Touren. Wenn die Kollegen erschöpft Feierabend machen, gönnen sie sich die eine oder andere Überstunde, weil sie nun besonders effektiv, konzentriert und kreativ arbeiten können. Die morgens liegen gebliebene Korrespondenz ist im Handumdrehen abgearbeitet. Das längst überfällige Exposé schreibt sich plötzlich wie von alleine. Neue Ideen kommen haufenweise.

Auf Partys sind diese Menschen oft die Letzten, die gehen. Für Gastgeber kann das quälend sein, zumindest wenn die Spätaufsteher so gut drauf sind (oder so viel getrunken haben), dass sie auch das heftigste Gähnen samt standhaft durchgehaltenem Dauerschweigen nicht bemerken. Doch man darf es ihnen nicht verübeln: Sie werden einfach erst spät müde.

Die inneren Uhren von Menschen ticken verschieden. Die einen scheinen dem Tagesablauf der Mehrheit immer ein bisschen voraus zu sein, die anderen hinken hinterher. Chronobiologen sprechen in diesem Zusammenhang von Chronotypen. Und sie haben anschauliche Namen für die Extreme gefunden: Spätaufsteher heißen Eulen, Frühaufsteher Lerchen.

Die Rhythmen der Lerchen sind immer ein wenig nach vorne verlagert. Sie sind morgens sehr früh wach, können abends aber nur mit Schwierigkeiten lange aufbleiben. Ihre Leistungshochs liegen am frühen Vormittag sowie kurz nach der Mittagszeit.

Ganz anders die Eulen: Sie haben tendenziell verzögerte Rhythmen. Sie werden abends sehr spät müde und morgens kaum wach. Ihre Leistungsfähigkeit ist am Mittag besonders hoch, und auch spätnachmittags bis abends laufen sie noch einmal zur Höchstform auf. Das durchschnittliche Schlafbedürfnis der Eulen ist übrigens nicht höher als jenes der Lerchen. Deshalb ist der gängige Begriff „Langschläfer" eigentlich ein Missverständnis.

Wie groß die Unterschiede beim Chronotyp der Menschen sein können, hat auch Fachleute überrascht: „Extreme Eulen gehen erst zu Bett, wenn starke Lerchen schon wieder aufstehen:

gegen 4 Uhr nachts“, sagt Till Roenneberg. Für die Gesundheit sei es optimal, wenn man diesem inneren Rhythmus möglichst gut nachgeben dürfe. „Wenn die beiden miteinander verheiratet sind, haben sie allerdings ein Problem“, scherzt der Münchner Chronobiologe.

Im Alltag haben es extreme Eulen oder Lerchen natürlich schwer, ihren biologischen Schlaf-Wach-Rhythmus auszuleben. Nicht jede Eule findet wie der Kabarettist Dietrich Kittner einen Job, der zu ihrem Zeitgefühl passt. Und nicht jede Lerche erntet in der Familie Verständnis dafür, auch am Wochenende frühmorgens aktiv zu sein und abends meist zur „Spaßbremse“ zu mutieren.

Ein Glück also, dass die allermeisten Menschen zwischen den Extremen liegen. Das Tempo der inneren Uhren wird nämlich weitgehend vom Erbgut festgelegt und nicht nur von einem Gen, sondern von mehreren Genen bestimmt. Wie andere, ähnlich geregelte Eigenschaften, etwa das Schlafbedürfnis oder die Körpergröße, folgt die Häufigkeit der Chronotypen also einer Normalverteilung: Es gibt viele Menschen mit gar nicht oder nur gering verschobenen inneren Rhythmen – vom Durchschnittstyp bis zur moderaten Lerche oder Eule. Und es gibt nur wenige extreme Lerchen oder Eulen, so wie es viele mittelgroße Menschen gibt und nur wenige Groß- oder Kleinwüchsige.

Die Bandbreite der Chronotypen ist indes so groß, dass selbst zwischen dem intuitiven Tagesrhythmus von zum Beispiel einer moderaten Lerche und dem einer moderaten Eule noch einige Stunden Zeitunterschied liegen. Auf diese Variabilität nimmt unsere Gesellschaft derzeit fast keine Rücksicht.

Die meisten Berufstätigen müssen zu festen Zeiten am Arbeitsplatz erscheinen. Auch Schulen ignorieren, wie schwer manchen Schülern oder Lehrern das Aufstehen fällt. Und sogar Unternehmen und Behörden, die gleitende Arbeitszeiten eingeführt haben, bestehen meist auf einer relativ langen Kernarbeitszeit, bei der die einen maximal zwei Stunden vor den anderen erscheinen können. Chronobiologisch gesehen ist dieses Fenster aber noch immer zu klein.

Hinzu kommt der störende Einfluss von Licht und Dunkelheit zur falschen Zeit. Damit habe ich mich in den ersten beiden Kapiteln beschäftigt: Zu viel helles Licht am Abend verschiebt unser inneres Tempo ebenso nach hinten wie mangelndes Tageslicht tagsüber und vor allem am Morgen. Für eine große Mehrheit in Zentraleuropa beginnen Arbeit und Schule folglich zu früh – selbst für die Masse der durchschnittlichen Chronotypen. Sichtbarste Folge: Vier von fünf Menschen benötigen einen Wecker, damit sie rechtzeitig aufstehen.

Das heißt aber auch, vier von fünf Menschen stehen zumindest an Werktagen immer wieder unausgeschlafen auf. Sehr viele beginnen kurz darauf zu arbeiten, obwohl sie ihr erstes Leistungshoch noch lange nicht erreicht haben. Und sie hören regelmäßig mit der Arbeit auf, bevor das zweite Hoch gekommen ist.

Diese spezielle Art von Präsentismus – das Ignorieren der chronobiologischen Besonderheiten verschiedener Menschen an Schulen und Arbeitsplätzen – ist hochgradig unökonomisch, und sie ist für viele Menschen ungesund. Dabei wäre es so einfach, mit einer größeren Flexibilisierung der Arbeitszeiten oder mit deutlich ausgeweiteten Gleitzeiten der rhythmischen Verschiedenheit der Menschen entgegenzukommen.

Dieses Kapitel wird erklären, warum es biologisch programmiert und folglich unabänderlich ist, dass wir uns mehr oder weniger in Eulen und Lerchen unterteilen, und warum alle davon profitieren würden, wenn wir bei unserem Zeitmanagement mehr Rücksicht auf diese Unterschiede nähmen.

Denn wie sagen Schlafforscher und Chronobiologen aus aller Welt unisono? „Wecker gehören streng genommen abgeschafft!" Es wäre einen Versuch wert.

Der soziale Jetlag

Und? Haben Sie sich beim Lesen bereits einsortiert? Was sind Sie? Eule oder Lerche, so wie jeweils etwa ein Sechstel der Bevölkerung? Oder schlicht ein mehr eulen- oder mehr lerchenhafter Mischtyp, wie die verbleibenden zwei Drittel? Im Allgemeinen wissen Menschen ziemlich genau, ob sie eher zum frühen, durchschnittlichen oder späten Chronotyp gehören.

Die Eulen leiden zeitlebens unter zu frühen Schul- und Arbeitszeiten. Selbst die allermeisten Durchschnittstypen kommen werktags nur mit Mühe aus den Federn. Nur die Lerchen finden den üblichen frühen Arbeitsrhythmus super.

Sind Sie unsicher, zu welchem Chronotyp Sie gehören, hilft die Berechnung der sogenannten Schlafmitte. Wann gehen Sie an arbeitsfreien Tagen – etwa im Urlaub – zu Bett? Wann stehen Sie auf (ohne Wecker natürlich)? Und wann war die Mitte der Schlafenszeit? Lag diese vor 3 Uhr, schlafen Sie also zum Beispiel von 22 bis 6 Uhr, sind Sie eine starke Lerche. Lag Sie zwischen 3 und 6 Uhr (Schlaf zum Beispiel von 12 bis 8), gehören Sie zum Durchschnitt. Und liegt die Schlafmitte nach 6 (Schlaf zum Beispiel von 3 bis 11), sind Sie ohne Frage eine starke Eule.

Die Arbeitsgruppe um Till Roenneberg hat mit Hilfe eines Online-Fragebogens seit dem Jahr 2000 die Schlafgewohnheiten von rund 150 000 Zentraleuropäern analysiert. (Sie erinnern sich: Ein Teilergebnis war, dass der Ostdeutsche früher aufsteht als der

Westdeutsche.) Herausgekommen ist eine einzigartig genaue Übersicht über die Chronotypen unserer Bevölkerung, zu der übrigens auch heute noch jeder beitragen kann, indem er die Internet-Adresse *www.euclock.org* aufruft und ein paar Fragen beantwortet. (Probieren Sie es aus. Sie erhalten im Anschluss eine detaillierte Auswertung Ihres Chronotyps und werden viel über sich lernen.)

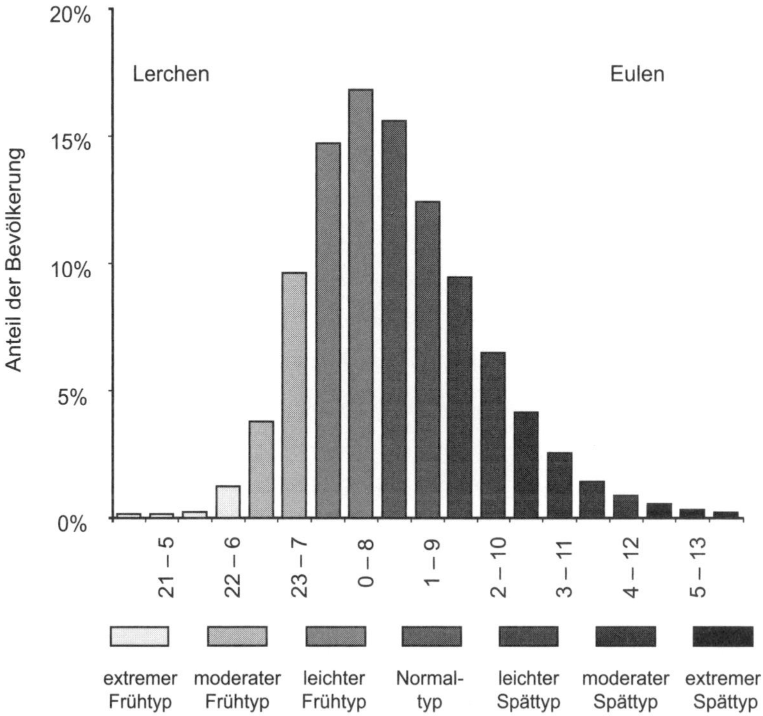

Chronotypen – Umfrageergebnisse zu Schlafzeiten an arbeitsfreien Tagen von rund 150 000 Zentraleuropäern. Etwa zwei Drittel gehören zu einem der drei durchschnittlichen Chronotypen. Je ein Sechstel fällt in die Kategorien Lerchen oder Eulen (moderate bis extreme Typen). Die meisten Menschen (etwa ein Drittel) schlafen von 0 bis 8 Uhr oder 0:30 bis 8:30 Uhr.

Aus diesen Daten stammen auch die Angaben, dass es etwa je ein Sechstel starke Eulen und Lerchen sowie zwei Drittel Durchschnittstypen gibt. Das eigentlich Überraschende an den Zahlen ist jedoch etwas anderes: Kaum jemand schläft an freien Tagen, wenn er sich also allein auf die Signale seiner inneren Uhren verlässt, zu einer Zeit, die zu den gängigen Schul- und Arbeitszeiten passt. Diese beginnen zwischen 6:30 Uhr und 9:30 Uhr, von Extremfällen wie Bäckern und Zeitungsausträgern auf der einen oder Gastronomen und Nachtportiers auf der anderen Seite abgesehen. Die meisten Deutschen starten einer älteren Erhebung zufolge zwischen 7 und 8 Uhr mit der Arbeit. Neuere Daten gibt es leider nicht.

Viele Handwerker, die ab 7 Uhr in den boomenden Ballungszentren schuften müssen, reisen zudem aus weit entfernten ländlichen Regionen an. Oft stehen sie bereits um 4 Uhr morgens auf. Erschreckend ist, dass gerade solche Pendler meistens freiwillig noch früher als nötig bei der Arbeit erscheinen, damit sie wegen der weiten Heimreise überhaupt noch etwas von ihrem Feierabend haben.

Bedenkt man, dass die Bevölkerung zu Arbeitsbeginn grundsätzlich ausgeschlafen und leistungsfähig sein sollte, müssten Schule und Arbeit für die Masse erst zwischen 9 und 11 Uhr beginnen. Die heute üblichen Zeiten stammen noch aus dem vorindustriellen Zeitalter und würden nur dann Sinn ergeben, wenn wir auch intuitiv – also ohne Wecker – von 22 bis 6 Uhr schlafen würden. Das schaffen die allermeisten von uns aber noch nicht einmal, wenn sie sich an die vielen Tipps aus den ersten beiden Kapiteln dieses Buches halten.

Die gängigen Arbeitszeiten sind in Zentraleuropa also für Lerchen gemacht, sprich für extreme und moderate Frühtypen. Die stellen aber nur ein Sechstel der Bevölkerung! Selbst wenn man berücksichtigt, dass nicht alle Menschen acht Stunden Schlaf benötigen und somit auch ein Teil der Nicht-Lerchen dem natürlichen Zeitgefühl folgend deutlich vor 7 Uhr wach wird, bleiben bei vorsichtiger Schätzung noch zwei Drittel der Bevölkerung übrig, die für die gängigen Arbeitszeiten immer einen Wecker stellen müssen.

Und was die Rechnung noch drastischer macht: Der Effekt der Sommerzeit, die die äußeren Rhythmen in Bezug zur inneren Zeit ja zusätzlich in den Morgen verschiebt, ist bei dieser Bestandsaufnahme noch gar nicht berücksichtigt.

Natürlich wird es immer geeignete Jobs für starke Eulen oder Lerchen geben, die sehr spät oder besonders früh beginnen. Und es ist auch anzunehmen, dass Menschen, die morgens um 9 Uhr noch jeden Wecker überhören, schwerlich eine Bäcker- oder Maurerlehre beginnen, so wie niemand in einer Bar oder als Nachtwächter anheuern wird, dem abends schon um neun die Augen zufallen. Aber damit hört die massenhafte Unausgeschlafenheit natürlich nicht auf. Es muss zusätzliche Lösungen geben.

Till Roenneberg hat diesem Phänomen einen griffigen Namen gegeben: Er nennt es den „sozialen Jetlag“. Die meisten Menschen in unserer Gesellschaft müssten während der Arbeitswoche biologisch gesehen zu früh aufstehen, sagt der Chronobiologe. Am Wochenende kehrten sie dann in ihren natürlichen Rhythmus zurück, der um ein paar Stunden in Richtung Nacht verschoben sei. „Es ist, als würden wir am Sonntagabend nach Moskau fliegen und erst freitagabends zurückkehren.“

Wie ein normaler Jetlag, so erzeugt auch der soziale Jetlag auf Dauer chronischen Schlafmangel. Menschen, die sich morgens wegen eines zu frühen Arbeitsbeginns künstlich wecken lassen, werden am Abend darauf leider nicht im gleichen Maße früher müde. Ihre innere Uhr hält sie länger wach als gewünscht, so dass auch die folgende Nacht zu kurz wird und gemeinsam mit dem erneuten Weckerklingeln wieder eine gewisse Zeit kostbaren Schlafs auf der Strecke bleibt. Das wiederholt sich fünf Arbeitstage lang.

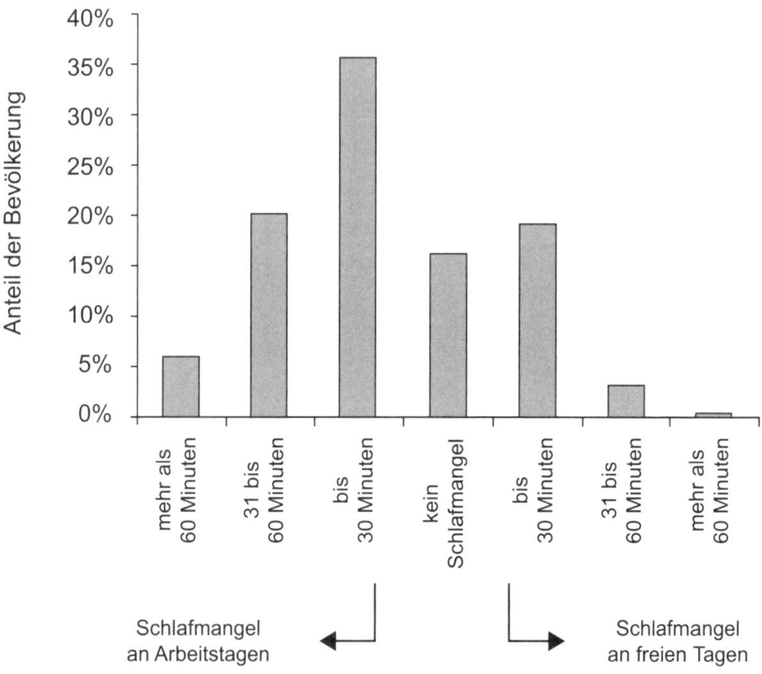

Sozialer Jetlag – Weil bei vielen Menschen mit spätem Chronotyp die Arbeitszeit nicht ideal zum biologischen Rhythmus passt, schlafen sie an Arbeitstagen weniger, als sie benötigen. Viele Menschen mit frühem Chronotyp kommen dagegen an freien Tagen nicht rechtzeitig zu Bett und schlafen dadurch an diesen Tagen zu wenig.

Auch den sozialen Jetlag hat Roenneberg mit Hilfe seines Chronotyp-Fragebogens quantifiziert. Jeder zwanzigste Befragte schläft danach in der Arbeitswoche jede Nacht mindestens eine Stunde zu wenig. Jeder Fünfte häuft von Nacht zu Nacht zwischen einer halben und einer ganzen Stunde Schlafmangel an, und bei mehr als einem Drittel der Bevölkerung sorgt der soziale Jetlag pro Werktag für null bis dreißig Minuten zusätzlichen Schlafmangel.

Nur bei rund 18 Prozent passen inneres Zeitgefühl und Arbeitsrhythmus perfekt zusammen. Und das verbleibende Fünftel hat ein ganz spezielles Problem: Viele Lerchen oder Lerchenhafte kommen an den Abenden vor freien Tagen nicht rechtzeitig zu Bett. Sie möchten keine Spielverderber sein und ihren Freunden und Partnern den vergnüglichen, langen Abend nicht verkürzen. Da ihre inneren Uhren sie aber am nächsten Morgen früh aus dem Schlaf reißen, wirkt der soziale Jetlag auch hier. Als reisten sie zum Wochenende auf die Kanarischen Inseln und sonntagabends zurück.

Die Vertreter des frühen Chronotyps bauen jedoch fast nie ein chronisches Schlafdefizit auf. Denn ihnen bleiben im Allgemeinen fünf Werktage Zeit, um das Defizit vom Wochenende auszugleichen. Bei den Eulen ist das Verhältnis umgekehrt.

Nachdenklich stimmen auch ein paar weitere Resultate des Münchner Chronotyp-Fragebogens: Offensichtlich sorgen der soziale Jetlag und der daraus resultierende chronische Schlafmangel bei Betroffenen für einen ungesunden dauerhaften Stress. Die Statistik belegt, dass die Menschen umso häufiger rauchen sowie Alkohol und Kaffee trinken, je ausgeprägter ihr sozialer Jetlag ist. „Wir vermuten, dass die Menschen auf diesem Weg unbewusst den chronischen Schlafmangel kompensieren", sagt Roenneberg. Ist der soziale Jetlag geringer als eine Stunde, raucht zum Beispiel nur etwas weniger als jeder Fünfte der Befragten.

Beträgt er dagegen fünf Stunden, sind es fast zwei von drei Betroffenen, die regelmäßig zum Glimmstängel greifen.

Es ist vor allem das Verdienst der umtriebigen Chronobiologen, sei es in München oder den USA und anderswo, dass mittlerweile kaum noch jemand an der Bedrohung durch den sozialen Jetlag zweifelt. Die klaffende Lücke zwischen den derzeitigen Arbeitszeiten und den Chronotypen der Menschen gefährdet zweifelsfrei unsere Gesundheit.

Nur lässt sich nicht so leicht und eindimensional etwas dagegen unternehmen wie beispielsweise mit einer Antiraucherkampagne. Letztlich ist die Gesellschaft als Ganze gefragt.

Die Triple-Win-Strategie

Was wäre, wenn wir es einfach wagen würden, auf jeden neuen Wecker einen Warnaufdruck zu drucken? „Vorsicht! Mit dem regelmäßigen Einsatz dieses Geräts riskieren Sie chronischen Schlafmangel. Das kann lebensgefährlich sein." Das Ganze in plakativen Lettern, begleitet von abschreckenden Fotos: einem schweren Autounfall, einem Menschen, der sich das Leben nehmen möchte, einem Kontrolleur im Atomkraftwerk, der den falschen Schalter gedrückt hat, im Hintergrund ein Atompilz.

Sie finden das makaber? Ich auch. Wer Schockfotos auf Zigarettenpackungen aber für ein sinnvolles Mittel zur Krankheitsprävention hält, der sollte auch ernsthaft über Warnhinweise auf Weckern nachdenken.

Chronischer Schlafmangel mag zwar nicht genauso gefährlich sein wie das Rauchen. Vor allem sind die Zusammenhänge zwischen beispielsweise einer lebensgefährlichen Depression und Schlafmangel bei weitem nicht so klar belegt wie zwischen Lungenkrebs und Zigarettenkonsum. Auch gibt es sicher sehr viel weniger Unfalltote im Straßenverkehr als Krebsopfer. Aber der Grundgedanke ist der Gleiche: Jeder Cent, den die Gesellschaft an der richtigen Stelle in die Prävention steckt, erspart ihr Jahre später so manchen Euro Krankheitskosten und einzelnen Menschen Leid.

Die Abschaffung der Wecker scheint vielleicht allzu rigide und zudem illusorisch. Aber die meisten Menschen wären dann garantiert ausgeschlafener als heute. Vermutlich sänke infolgedessen die Häufigkeit nahezu jeder sogenannten Volkskrankheit. Die Zahl der Grantler und Choleriker ginge dramatisch zurück. Die Masse wäre kommunikativer, fröhlicher, rücksichtsvoller. Unfälle am Arbeitsplatz und im Straßenverkehr nähmen ab. Und vielleicht stiegen gar auf breiter Basis die Produktivität und Innovationskraft der Unternehmen.

Chronobiologe Roenneberg nennt das eine „Triple-Win-Situation“. Es gäbe drei Gewinner: Die Gesellschaft sparte Geld, die Arbeitgeber hätten leistungsfähigeres Personal und die Menschen wären glücklicher und gesünder. Wäre es dieses Gesamtpaket nicht wert, einen vorsichtigen Versuch zu starten?

Klar, ich höre schon jetzt das Lamento: Wie soll man so etwas denn bitte organisieren: dass jeder einfach aufsteht, wann er möchte. Dann kämen die Menschen ja zu völlig verschiedenen Zeiten zur Arbeit. Sinnvolle betriebliche Abläufe würden reihenweise zerstört. Und was sollen Eltern tun, deren Kinder früh in die Schule müssen? Was ist mit Schicht- und Nachtarbeit? Müssen nachts etwa keine Kranken versorgt und Verbrecher gejagt werden?

Doch nur weil die Abschaffung der Wecker eine Utopie ist, hindert uns das nicht, im Kleinen Veränderungen zu denken. Mit neuen Ideen zur Schichtarbeit und der Notwendigkeit eines späteren Schulbeginns beschäftige ich mich in späteren Kapiteln. Jetzt soll es vor allem um individuellere Arbeitszeiten und eine neue Art der Freizeitplanung gehen. Beides ist zentraler Bestandteil der Triple-Win-Strategie für eine ausgeschlafenere Gesellschaft.

Das Credo des fleißigen Mitteleuropäers lautet derzeit: Wer leistungsbereit ist, arbeitet, wann seine Firma es will. Im Sinne eines natürlichen Zeitmanagements muss jetzt umgedichtet werden: Eine Firma, die leistungsbereite Mitarbeiter will, sollte sie genau dann arbeiten lassen, wann sie am leistungsfähigsten sind.

Individuelle Arbeitszeiten gelten bislang als nicht praktikabel. Ein bisschen Gleitzeit wird zwar in vielen Betrieben und Behörden toleriert. Die meisten Unternehmen machen damit sogar ausgesprochen gute Erfahrungen. Aber es gibt kaum einen Arbeitgeber, der beispielsweise einen freien Arbeitsbeginn zwischen 7 und 11 Uhr gestattet. Bei diesem müssten die wenigsten Menschen einen Wecker stellen, und dennoch blieben vier Stunden Kernarbeitszeit (von 11 bis 15 Uhr), zu denen alle Angestellten im Unternehmen wären.

Üblich sind dagegen Kernarbeitszeiten von 9 bis 15 Uhr. Eine solche Regelung können sich nur Lerchen ausgedacht haben. Denn nur ihresgleichen kommt es zugute, wenn sie bereits um 7 Uhr im Büro erscheinen können. Für alle, die zum späten, und fast alle, die zum durchschnittlichen Chronotyp gehören, ist ein Arbeitsbeginn um 9 Uhr schlicht zu früh.

Die gängige Praxis widerspricht also eklatant dem Stand der Wissenschaft, die ja gerade zeigen konnte, wie selten ausgeprägte Lerchen sind: Folgt man den Experten, sollten alle Unternehmen, denen es irgend möglich ist, ihre Mitarbeiter möglichst oft ausschlafen lassen. Das geht natürlich nur mit hochindividualisierten Arbeitszeiten – und am besten zusammen mit einer Verkürzung der Gesamtarbeitszeit. Ansonsten müssten die Angestellten zugunsten morgendlichen Schlafs auf einen Teil ihrer Freizeit verzichten, da die Arbeit ja auch später enden würde.

Selbstverständlich wird jetzt ein lauter Aufschrei aus den Personalabteilungen der Unternehmen kommen. Doch zu Unrecht. Selbst wenn man gewisse Anschubkosten für einige logistische Umstellungen sowie die höheren Lohnkosten für die verkürzte Arbeitszeit gegenrechnet, dürften die Firmen langfristig profitieren. Ihre Mitarbeiter werden seltener krank, sind aktiver, produktiver und kreativer. Außerdem steht besonders gut motiviertes Personal über einen viel größeren Tageszeitraum hinweg als bisher zur Verfügung, ohne dass dafür Lohnaufschläge für das Arbeiten zu unüblichen Zeiten fällig werden.

Bei dem Beispiel einer Kernarbeitszeit von 11 bis 15 Uhr wären zumindest in der Theorie zwischen 7 Uhr morgens und 19 Uhr abends hundertprozentig fitte und ausgeschlafene Mitarbeiter am Arbeitsplatz. Bei der noch besseren Variante einer Kernarbeitszeit ab 12 Uhr sogar noch eine Stunde länger. In einer globalisierten Welt ist das ein unschätzbarer Vorteil.

Selbstverständlich wäre es unrealistisch, dieses Modell für jede Branche anzupreisen, aber es sollte genug Firmen und Behörden geben, etwa im Medien- oder Dienstleistungsbereich, die es ganz oder zumindest mit Abstrichen übernehmen können. Die Wirtschaftsleistung wird dadurch eher steigen, und die Kosten fürs Gesundheitssystem nehmen höchstwahrscheinlich deutlich ab.

Es gibt sogar Fälle, in denen Arbeitgeber inzwischen völlig auf Kernarbeitszeiten verzichten und damit erfolgreich sind. In einem Münchner Universitätslabor dürfen die Doktoranden und Assistenten seit einiger Zeit kommen und gehen, wann sie wollen. Sie müssen lediglich ihre Aufgaben erledigen und insgesamt ihre Arbeitszeit erreichen. Das Labor ist seitdem fast rund um die Uhr besetzt. Umständliche Dienstpläne, die früher sicherstellten, dass alle Experimente überwacht werden konnten, sind praktisch unnötig geworden.

Und die Mitarbeiter sind zufrieden.

Die allermeisten Menschen müssen ihre natürlichen Rhythmen allerdings noch immer äußerst starren Arbeitszeiten unterwerfen. Damit entgeht ihnen eine zweite, besonders elegante Möglichkeit, die biologische Zeitmessung für das Wohlbefinden zu nutzen: eine flexible Freizeitplanung.

Aus chronobiologischer Sicht sollten wir unsere Freizeit in mehreren Abschnitten über den ganzen Tag verteilen, etwa damit wir den Einfluss des Tageslichts besser für uns nutzen können. Es ist eine ideale Vorbeugung vor Dauerstress, wenn wir Freizeit und Arbeitszeit vermischen, also mehr und längere Pausen einlegen. Ganz nebenbei hilft das sogar Familien, sich besser zu organisieren und mehr Zeit miteinander zu verbringen.

Warum befürchten wir eigentlich, unsere Smartphones und tragbaren Computer würden uns immer mehr Zeit rauben und erschwerten zunehmend die Trennung zwischen Freizeit und Beruf? Warum nehmen wir das Internet nicht als Befreiung wahr, weil es uns erlaubt, die Arbeit zu erledigen, wo und wann wir wollen, was uns ein gehöriges Maß Freiheit schenkt?

Natürlich benötigen wir Schutz vor Fehlentwicklungen. Doch in der Möglichkeit, auch am Feierabend noch etwas für den Beruf zu tun, steckt auch eine Chance. Viele von uns können auf diesem Weg deutlich besser gemäß ihrem individuellen biologischen Programm arbeiten.

Steinzeitmenschen kannten jedenfalls noch keinen Feierabend.

Für viele Menschen wäre es zudem deutlich besser, ihren Medienkonsum aus dem Abend in den Nachmittag zu verlegen, abends noch ein wenig zu arbeiten und danach einer entspannenden Tätigkeit wie Lesen oder Musikhören nachzugehen.

Mit hochflexiblen Arbeitszeiten und dank moderner Informationstechnik ist eine solch radikale Veränderung der Freizeitplanung realistisch. Warum sollte es nicht möglich sein, die Arbeit auf zwei drei- oder vierstündige Etappen zu verteilen? Die eine fände dann am Arbeitsplatz statt, die andere im Home-Office oder mit Laptop auf dem Spielplatz oder der Liegewiese des Freibads. Und dazwischen bliebe Zeit für Sport, Medien, Haushalt und Familie.

Aus den Reaktionen in teils heftigen Diskussionen nach meinen Vorträgen weiß ich, dass solche Ideen zunächst abstoßen. Arbeiter haben in den vergangenen Jahren zu oft die Erfahrung gemacht, dass ihnen unter dem Stichwort „Flexibilisierung der Arbeitszeit" heimliche Verschlechterungen untergejubelt wurden. Sie sollten plötzlich zu noch ungünstigeren Zeiten und nach teils unmenschlichen Dienstplänen schuften. Bei Gewerkschaftern lässt das Thema sämtliche Alarmglocken läuten.

Ich spreche deshalb mittlerweile viel lieber von der Individualisierung der Arbeitszeit als von ihrer Flexibilisierung. Das trifft es ja auch besser. Und ich ergänze die Forderung meist mit dem Wunsch, die Arbeitszeiten insgesamt ein wenig zu verringern, damit die Individualisierung besser gelingt.

Auf jeden Fall müssen Heimarbeit oder mobiles Arbeiten in der Freizeit als volle Arbeitszeit angerechnet werden. Und es muss jeder für sich selbst Zeiten festlegen dürfen, zu denen er nicht mit Arbeitsaufträgen belästigt wird. Einige Großunternehmen haben das bereits erkannt und in neuen Betriebsvereinbarungen umgesetzt. Bei BMW sollen Angestellte laut einer neuen

Vereinbarung zwischen Geschäftsleitung und Betriebsrat ihre während der Freizeit geleistete Arbeit in eine Datenbank eintragen, damit sie voll als Arbeitszeit angerechnet wird. Gleichzeitig geben die Mitarbeiter individuelle Zeitzonen an, zu denen sie auf keinen Fall von Kollegen, Kunden oder Vorgesetzten per E-Mail oder Anruf gestört werden dürfen.

Selbstständige und Freiberufler haben es bei der Einteilung ihrer Arbeitszeiten natürlich einfacher. Allerdings lauert bei ihnen die Gefahr der Selbstausbeutung. Sie sollten unbedingt darauf achten, nicht zu viel zu tun. Ihnen können feste, an den Chronotyp angepasste Arbeitszeiten deshalb sogar helfen.

Auch Familien übersehen meist, welche Chance in einer bio-rhythmischen Individualisierung steckt. Eltern fürchten, sich womöglich wegen späterer Arbeitszeiten nicht mehr ausreichend um ihre Kinder kümmern zu können. Der ohnehin permanent schwelende Konflikt zwischen Arbeitszeit und Kinderbetreuung droht zu eskalieren.

Tatsächlich ergäbe sich aber zusätzlicher Spielraum dafür, dass beide Eltern wechselseitig Verantwortung für ihre Kinder übernähmen. Das käme vermutlich allen Familienmitgliedern zugute. Selbst an Personal für die externe Kinderbetreuung sollte es zu ungewöhnlichen Zeiten nicht mangeln. Denn Erzieher wären gleichermaßen von der allgemeinen Individualisierung der Arbeitszeiten betroffen.

Der dritte Teil meiner *Wake up!* Forderungen stellt deshalb klar das Wohl der arbeitenden Bevölkerung in den Vordergrund. Geht es dieser gut, profitieren auch Familien, Wirtschaft und der Staat.

Wake-up-Plan 3
Dank Individualität zur Flexibilität

Allein in den USA haben geschätzte 70 Millionen Menschen ernste Schlafprobleme. Und die direkten und indirekten Kosten der allgemeinen Unausgeschlafenheit machen in einigen Ländern bereits ein Prozent des Bruttoinlandsprodukts aus. Mit diesen Zahlen untermauerte der Chronobiologe Till Roenneberg einen Aufruf im Fachblatt *Nature*, der 2013 erschien.

Der Wissenschaftler fordert in dem Kommentar ein „humanes Schlaf-Projekt" – in Anlehnung an das berühmte Humangenomprojekt der 1990er Jahre. Dahinter versteckt sich eine internationale Forschungsinitiative, die weltweit mit 30 Millionen US-Dollar unterstützt werden soll. Ihr Ziel ist nicht nur, die Diagnose und Behandlung von Schlafstörungen zu verbessern. Es geht auch um die Konsequenzen aus der Entdeckung der Chronotypen und somit um die große Suche nach neuen Wegen in eine ausgeschlafenere Gesellschaft.

„Ich bin überzeugt, dass ein humanes Schlaf-Projekt mitsamt den Änderungen im Verhalten der Menschen, die es nach sich ziehen wird, eine der kostengünstigsten Maßnahmen zur Verbesserung der Gesundheit, Leistungsfähigkeit und Lebensqualität von Millionen Menschen sein dürfte", schreibt Roenneberg.

Es wird spannend sein, zu verfolgen, wo diese Initiative eines Tages hinführt. Doch schon heute gibt es einige gut begründete Ideen für eine neue Einteilung von Arbeit, Schlaf und Freizeit, die Rücksicht darauf nehmen, dass Menschen chronobiologisch gesehen nun mal nicht über einen Kamm zu scheren sind.

Hier fasse ich die wichtigsten zusammen:

- Jeder Mensch hat ein Anrecht darauf, morgens auszuschlafen! Das gilt zumindest in einer chronobiologisch sinnhafteren Welt. Natürlich wird man nicht erreichen können (und wohl auch nicht wirklich wollen), dass sämtliche Wecker abgeschafft werden. Aber die derzeitige Quote, nach der 80 Prozent der Menschen regelmäßig eine Weckhilfe benötigen, ist viel zu hoch.

- Arbeitszeiten müssen – wo irgend möglich – individueller werden. Ideal erscheint ein gleitender Arbeitsbeginn von 7 oder 8 bis 11 oder 12 Uhr. Wenn Kernarbeitszeiten nötig sind, sollten sie maximal von 11 bis 15 oder 12 bis 16 Uhr gehen. Alternativ könnten völlig freie Arbeitszeiten und für die innerbetriebliche Kommunikation regelmäßige feste Sitzungstermine vereinbart werden, etwa zwei Mal wöchentlich um 11 oder 15 Uhr.

- Wo mehrere Angestellte in Teams arbeiten, sollte deren Einteilung auch nach dem Chronotyp erfolgen. Dadurch wird vermieden, dass es Konflikte beim Koordinieren gemeinsamer Arbeitszeiten gibt.

- Die Möglichkeit, Arbeit ganz oder teilweise zu Hause zu erledigen, muss deutlich ausgebaut werden. Der Gesetzgeber sollte über eine steuerliche Begünstigung der „Heimarbeit“ nachdenken.

- Gleichzeitig müssen Firmen einen Weg finden, auch kleinere Arbeiten, die zu Hause und in der Freizeit anfallen, zuverlässig als Arbeitszeit anzurechnen. Bei BMW und anderen Großkonzernen gibt es bereits Betriebsvereinbarungen, nach denen auch Arbeiten am Smartphone oder Tablet-PC, die in der Freizeit erledigt werden, als Arbeitszeit anerkannt und angemessen honoriert werden. Das E-Mail-Lesen unterwegs können BMW-Mitarbeiter auf einer Intranet-Seite als Arbeitszeit registrieren.

- Damit Angestellte aber nicht zu jeder Tages- und Nachtzeit per E-Mail oder Anruf von Mitarbeitern oder Vorgesetzten gestört werden können, sollten ihnen feste Zeiten der Nichterreichbarkeit zustehen. Dieses Recht besitzen die Mitarbeiter bei BMW seit dem Jahr 2013. Die individuelle Ruhezeit wird dort im Team oder mit dem Vorgesetzten geklärt.
- Arbeitsleistung sollte weniger nach der tatsächlich gearbeiteten Zeit beurteilt werden als danach, dass Projekte erledigt und Ziele erreicht wurden. Natürlich muss dabei unbedingt die Überlastung Einzelner durch eine unangemessene Zielsetzung vermieden werden. Und es muss eine Arbeitszeit-Obergrenze geben, die keinesfalls überschritten werden darf. Eine solche Obergrenze sollten sich Selbstständige und Freiberufler selbst setzen.
- Wenn am Modell der Bezahlung nach Arbeitszeit festgehalten wird, ist eine Reduzierung der Arbeitszeit, etwa auf eine 30-Stunden-Woche, bei vollem Lohnausgleich sinnvoll.
- Freizeitaktivitäten müssen vermehrt über den Tag verteilt angeboten werden, damit Angestellte ihnen nicht immer nur nachmittags und abends nachkommen können. Das zwingt viele Menschen heute nämlich dazu, mit dem Arbeiten früher als biologisch sinnvoll zu beginnen, damit sie rechtzeitig für das Freizeitprogramm fertig sind.

- Die Politik sollte es unterstützen, wenn Menschen in der Nähe ihres Arbeitsplatzes wohnen, nicht umgekehrt. Denn je weiter der Weg zur Arbeit ist, desto früher müssen Arbeitnehmer aufstehen. Die sogenannte Pendlerpauschale gehört abgeschafft. Das dadurch eingesparte Geld könnte zum Beispiel zur Subventionierung günstigen Wohnraums in Ballungszentren dienen.

Kapitel 4
Schafft die Sommerzeit endlich ab!

Warum wir schlafen

Fliegen sind auch nur Menschen – zumindest wenn es ums Schlafen geht. Junge Fliegen benötigen mehr Schlaf als ältere, und auch Menschenkinder schlafen fast doppelt so viel wie Erwachsene. Kaffee und Aufputschmittel halten die Insekten genauso wach wie uns, Schlafentzug macht sie ähnlich unkonzentriert. Und wenn Fliegen längere Zeit nicht schlafen dürfen, holen sie das Versäumte genau wie wir mit einer Extraportion extratiefem Schlaf nach. Selbst das Muster der Gehirnströme wandelt sich bei wegschlummernden Fliegen und Menschen auf ähnliche Weise.

Offenbar ist der Schlaf so lebenswichtig, so grundlegend, dass die Biologie seine Basis nicht mehr veränderte, seit der gemeinsame Vorfahr von Fliege und Mensch gelebt hat. „Die Schlafregulation bei Fruchtfliegen stimmt in den meisten, wenn nicht sogar in allen wichtigen Komponenten mit der von Säugetieren überein" sagt Reto Huber, einst Fliegenschlaf-Experte in den USA und heute als Schlafforscher an der Universitätsklinik Zürich tätig.

Alle Tiere schlafen – selbst Fadenwürmer, Flusskrebse und Küchenschaben. Noch ist es zwar nicht bewiesen, aber immer mehr spricht dafür, dass der Schlaf mit der Erfindung der Nervensysteme in die Welt kam. Denn dieses System, vom simplen Nervennetz bis zum hochkomplexen Gehirn, ist nicht nur ein Alleinstellungsmerkmal der Tiere. Es scheint auch in besonderer Weise vom Schlaf zu profitieren.

Ohne Schlaf können Gehirne auf Dauer nicht lernen, sie verlieren die Fähigkeit der Erinnerung, zum kreativen Denken und zur internen Kommunikation. „Schlaf schafft klare Vorteile für das Gehirn", sagt der Tübinger Hormon- und Schlafforscher Jan Born, „ausgeschlafenere Menschen sind schlauer als andere". Auch das gilt so ähnlich übrigens für Fruchtfliegen, was sicher kein Zufall ist, sondern ein Beleg mehr für die derzeit schlüssigste Antwort auf eine der spannendsten offenen Fragen der Wissenschaft: Wir müssen schlafen, damit unser Gehirn funktionieren kann.

Zu einem der zehn wichtigsten naturwissenschaftlichen Resultate des Jahres 2013 kürte das Fachblatt *Science* eine Arbeit aus den USA, die bei Mäusen zeigte, dass sich im Schlaf der räumliche Abstand zwischen den Zellen des Gehirns vergrößert und im Denkorgan eine Art Großreinemachen beginnt. Gehirnflüssigkeit durchflutet die Räume zwischen den Nervenzellen und transportiert schädliche Abbauprodukte ab, die sich während der letzten Wachzeit angehäuft haben.

Ins Bild passt eine erst im Jahr 2014 publizierte Beobachtung schwedischer Schlafforscher. Sie entdeckten, dass im Blut von jungen Menschen nach einer Nacht Schlafentzug bestimmte Substanzen vermehrt vorkommen, die beim Absterben von Nervenzellen auftreten. Schlafmangel fordert offenbar seine Opfer.

Spätestens das sollte uns zu denken geben. Oder möchten Sie schon in jungen Jahren Ihre kostbarsten Zellen verlieren, nur weil Sie meinen, ausschlafen könnten Sie auch noch, wenn Sie in

Rente sind? „Schlafen kann ich, wenn ich tot bin“, lautete das Credo des arbeitswütigen deutschen Regisseurs, Autors und Schauspielers Rainer Werner Fassbinder. Er starb im Juni 1982 – mit 37 Jahren – an Herzstillstand.

Der berühmte amerikanische Schlafforscher Alan Hobson fasste die Zusammenhänge vor einigen Jahren bereits griffig zusammen: „Sleep is of the brain, by the brain, and for the brain.“ Schlaf kommt vom Gehirn, wird vom Gehirn gemacht und vom Gehirn gebraucht.

Ausgerechnet uns Menschen scheinen diese Erkenntnisse aber nicht anzufechten. Wir setzen uns ständig über unser Schlafbedürfnis hinweg, halten fast alles für wichtiger, als ausgeschlafen zu sein. Jede noch so kleine Zerstreuung ist es uns wert, ihretwegen auf Schlaf zu verzichten. Sofern wir es – völlig übermüdet, wie wir mittlerweile als Gesellschaft sind – überhaupt noch können, sollten wir endlich beginnen, über ein paar grundsätzliche Dinge nachzudenken.

Wem, wenn nicht dem Menschen, dem Meister in Sachen Kreativität, Gestaltungsfreude und Erinnerungsvermögen, sollte ausreichender Schlaf und damit ein besonders gut funktionierendes Gehirn nutzen? Welche biologische Spezies, wenn nicht jene, die sich so lange wie keine andere Zeit fürs Erwachsenwerden lässt, also für das Lernen und die ausführliche Reifung des Gehirns, sollte alles dafür tun, dass sie genug Schlaf findet?

Wem das nicht schon einsichtig genug erscheint, der lässt sich vielleicht von folgenden wissenschaftlichen Erkenntnissen überzeugen: Schon bei vergleichsweise geringem Schlafentzug reagieren die Zellen des Stoffwechsels von Körper und Gehirn empfindlich. Eine Vielzahl ihrer Gene wird komplett anders reguliert. Das biochemische Gleichgewicht in unserem Innersten wankt, und damit steigt das seelische wie körperliche Krankheitsrisiko.

Chronischer Schlafmangel lässt uns rascher altern. Er schwächt das Immunsystem. Er hindert Kinder am Wachsen. Er verschlechtert die Stimmung und erhöht die Gefahr für nahezu alle psychischen Leiden. Zudem erhöht er das Risiko für Stoffwechselstörungen aller Art, etwa Diabetes oder Herzinfarkt. Und – für viele der entscheidende Punkt – er macht uns auf Dauer dick.

Gerade beim Thema Schlaf scheint uns indes die eigene Biologie ein Bein zu stellen. Die größte Herausforderung für unsere Vorfahren war, zu überleben. Da war es wichtig, in einer gefährlichen oder besondere Aufmerksamkeit erfordernden Situation auch dann noch gut zu funktionieren, wenn man eigentlich zu müde dafür war. Das (vor)menschliche Gehirn lernte, Schlafmangel wenn nötig zu kompensieren und zu überspielen.

Deshalb können wir spätabends das Fernsehgerät trotz des schlechtesten Krimis oder der humorlosesten Komödie nicht einfach ausschalten. Die Filme halten uns unterschwellig wach. Und da wir den Schlafmangel nicht bemerken, kommt es auch so oft zu tödlichen Unfällen auf der Autobahn, weil die Fahrer einschlafen – von einer Sekunde auf die andere. Eben aus dem Büro entkommen, sind die späteren Unfallopfer von den Anforderungen des Jobs noch immer angeregt und deshalb hellwach. Die Experten sprechen vom „Arousal“, das unser Gehirn am Wechseln in den Schlafmodus hindert. Doch schon kurze Zeit später setzt beim monotonen Blick auf die kurvenfreie leere Straße ein Gefühl der Entspannung ein – und schlagartig kommt der Schlaf zu seinem Recht.

Die Schlafregulation hat schon seit Stunden auf diesen Moment gewartet. Der Zwang zum Schlafen ist angesichts des permanenten Arbeitsstresses riesengroß geworden. Wie gesagt: Uns fehlt nun mal der Sinn für Schläfrigkeit. Aus dem gleichen Grund fühlen wir uns oft auch in nächtlichen Sitzungen erstaunlich fit. Obwohl unser übermüdetes Gehirn längst nicht mehr im Vollbesitz seiner Kräfte ist, gaukelt es uns Wachheit vor. Man mag also gar nicht darüber nachdenken, was Politiker so alles in durchgemachten Nächten entscheiden.

Besonders fatal: Anders als die Urmenschen kommen wir in der modernen Hochleistungs- und Wachstumsgesellschaft im Anschluss an stressige Wochen viel zu selten dazu, uns auch mal über längere Zeit zu erholen und so richtig auszuschlafen. Theoretisch ist es nämlich kein Problem, mal für einige Zeit zu wenig zu schlafen. Das Problem beginnt dann, wenn wir es versäumen, das negative Schlafkonto auszugleichen.

In diesem Kapitel möchte ich deshalb den größten Schlafräubern in unserer Gesellschaft den Kampf ansagen. Der Weg dorthin ist einfach. Simple Entscheidungen – allen voran die Abschaffung der Sommerzeit – hätten weitreichende positive Folgen: Große Teile der Gesellschaft fänden Nacht für Nacht mehr Schlaf. Zwar oft „nur" einige Minuten, doch vieles spricht dafür, dass diese uns auf Dauer bereits deutlich gesünder und schaffenskräftiger machen.

Wie viel Schlaf braucht der Mensch?

Vor gut zehn Jahren klopften 48 unbefangene junge Leute an die Tür von Hans Van Dongen und David Dinges. Die Chronobiologen aus Pennsylvania, USA, hatten per Aushang für ihre neue Studie nach gesunden Menschen mit durchschnittlichem Schlafbedürfnis gesucht, die bereit waren, sich zwei Wochen lang in ein

Schlaflabor zu begeben. Doch die Probanden ahnten wohl kaum, dass ihr Beitrag zur Wissenschaft endgültig aufräumen sollte mit dem Mythos vom Schlaf als überflüssigem Zeiträuber. Im Gegenteil: Sie sollten bestätigen, dass der Zustand weitgehender Bewusstlosigkeit ein steter Quell von Kreativität und Leistungsfähigkeit ist.

Im Labor durften die Probanden acht, sechs oder vier Stunden pro Nacht schlafen. Am Tage mussten sie Tests absolvieren. Nur bei den Ausgeschlafenen blieben die Ergebnisse im Laufe der zwei Wochen auf hohem Niveau. Bei den anderen ließen Aufmerksamkeit, Gedächtnis und Reaktionsfähigkeit kontinuierlich nach – und zwar umso rascher, je weniger sie schliefen. Die Vierstundenschläfer schnitten nach zwei Wochen so ab, als wären sie zwei Tage und Nächte am Stück wach geblieben.

Die Forscher diagnostizierten „fortschreitende neurokognitive Dysfunktion im Aufmerksamkeitssystem und Arbeitsgedächtnis". Überraschenderweise wurden die Testpersonen mit zu wenig Schlaf nach etwa vier Tagen aber nicht mehr müder. Gegen Ende des Experiments klagten sie kaum noch über belastende Schläfrigkeit. Manche behaupteten sogar, nun immer so wenig schlafen zu wollen.

Was mittlerweile auch in anderen Untersuchungen bestätigt wurde: Anhaltender Schlafmangel macht uns dumm und dümmer – wir merken es nur nach kurzer Zeit nicht mehr.

Die meisten Menschen versuchen den Schlaf, den sie unter der Woche wegen des sozialen Jetlags versäumt haben, am Wochenende nachzuholen – was oft nicht reicht. Wenn es richtig schlimm wird, landen manche Überforderte irgendwann im Schlaflabor des Berliner St.-Hedwig-Krankenhauses: „Etwa ein Drittel meiner akademischen Patienten haben ein erhebliches chronisches

Schlafdefizit, weil sie am Wochenende nicht ausreichend Schlaf nachholen", sagt Chefarzt Dieter Kunz.

Sie klagten über Müdigkeit sowie unerklärliche Einschlafattacken am Tage und verschuldeten zum Teil gefährliche Verkehrsunfälle. „Die meisten dieser Leute haben keine Schlaflosigkeit. Sie können auch zehn bis zwölf Stunden am Stück schlafen. Sie tun das am Wochenende sogar, aber meist reicht es nicht", sagt Kunz.

Exakt diese Situation haben die Schlafforscher in Pennsylvania in einer neueren Studie untersucht. Jetzt durften die Testschläfer fünf Nächte lang nur vier Stunden schlafen und danach mehr oder weniger lang ausschlafen. Wie erwartet ließen ihre Leistungen unter der Woche nach und steigerten sich wieder nach einer Nacht mit zehn Stunden Schlaf. Allerdings reichte das nicht aus, um das ursprüngliche Niveau wiederherzustellen. Gerade die morgendlichen Schlafanhängsel am Wochenende sind nämlich oberflächlich und ineffizient.

Selbst zwei Nächte mit zehn Stunden Schlaf sind deshalb nicht immer genug für eine vollständige geistige Erholung, weiß Mathias Basner, Schlafforscher in Dinges' Team: „Vieles deutet darauf hin, dass es ein Gedächtnis für Schlafmangel gibt. Wenn wir mehrere Nächte hintereinander zu wenig schlafen, führt das vermutlich zu längerfristigen Veränderungen im Gehirn."

In einem aktuellen Projekt testen die Schlafmangelforscher aus Pennsylvania, was mit chronisch Unausgeschlafenen nach drei Erholungsnächten passiert. Ihr Ziel: eine adäquate Erholungszeit für bestimmte Berufsgruppen zu finden. LKW-Fahrer, Schichtarbeiter, Überwachungspersonal oder Piloten schlafen von Berufs wegen über längere Zeiträume zu wenig. Noch weiß man nicht, wie lange sie brauchen, um sich davon zu erholen.

Doch auch andere Menschen sollten sich für die Resultate interessieren: Vor allem jene mit besonders hohem Schlafbedarf oder besonders spätem Chronotyp. Die einen benötigen vielleicht neun oder zehn Stunden Schlaf pro Nacht, gehen dafür aber nicht zeitig genug zu Bett, die anderen leiden an einem besonders ausgeprägten sozialen Jetlag. Am stärksten ist natürlich gefährdet, wer beide Eigenschaften vereint: der kombinierte Lang- und Spätschläfer. Er lebt definitiv derzeit in der falschen Epoche.

Etwa ein Fünftel der Menschen gehört zu einer der beiden Gruppen. Offen ist die Größe der Schnittmenge. Aber klar ist, dass erschreckend viele Menschen aufgrund ihrer Biologie in der Leistungsgesellschaft besonders rasch Gefahr laufen, chronisch zu wenig zu schlafen. Und das erhöht ihr Risiko für Burnout-Syndrom und Insomnie.

Im einen Fall verlernt das Gehirn das Schlafen, im anderen reagiert es auf den Dauerstress mit Burnout bis hin zu schwereren Depressionen, sagt Bernd Sprenger, Berliner Psychosomatiker: „Schlafmangel ist ein elementarer Bestandteil der Abwärtsspirale, die im Burnout endet." Häufig auszuschlafen, bewusst früher zu Bett zu gehen oder tagsüber vermehrt Pausen mitsamt Nickerchen einzubauen, seien „zentraler Bestandteil der Burnout-Prophylaxe".

Aus Sicht der Schlafforschung wäre eine Arbeits- oder Schulwoche mit nur vier Tagen ideal. Dann hielten sich vermutlich das werktags angesammelte Schlafdefizit und der an freien Tagen nachgeholte Schlummer halbwegs die Waage.

Die berühmtesten deutschen Langschläfer haben das intuitiv gewusst. Sie hatten zwar bestimmt keine Vier-Tage-Woche, aber sie achteten immer sehr darauf, ausreichend Schlaf zu finden. Johann Wolfgang von Goethe, der gerne über den Schlaf dichtete, und Albert Einstein, der tags zahlreiche Kurznickerchen machte, sollen jede Nacht ungewöhnlich lang geschlafen haben. Sie dürften fast immer ausgeschlafen gewesen sein – vielleicht das wahre Geheimnis ihrer Genialität und Schaffenskraft.

Bei den Fliegen hat man übrigens schon eine Reihe von Genvarianten gefunden, die mit entscheiden, wie viel Schlaf die Tiere benötigen. Das Gen *insomniac* kommt zum Beispiel in einer Lang- und in einer Kurzschläfer-Variante vor. Je nach Mutation summiert sich der Schlaf der Tiere, der sich anders als beim Menschen auf zahlreiche, wenige Sekunden lange Nickerchen verteilt, mal auf fünfzehn Stunden am Tag, mal auf fünf.

Auch das menschliche Schlafbedürfnis hängt nach gängiger Meinung größtenteils von Genen ab. Sind beide Eltern Lang- oder Kurzschläfer, sind es meistens auch die Kinder. Allerdings beeinflussen so viele Gene gleichzeitig die Schlafregulation, dass die allgemeine Schlafdauer genau wie die Häufigkeit der Chronotypen einer Normalverteilung folgt: Die allermeisten Menschen benötigen eine durchschnittliche Menge Schlaf im Bereich um acht Stunden – Frauen einen winzigen Tick mehr als Männer.

Die Frage, wie viel Menschen schlafen müssen, ist also gar nicht so leicht zu beantworten. Die Forscher tun sich erstaunlich schwer damit, die Werte exakt zu ermitteln. Die Unterschiede zwischen den Individuen sind zu groß, und es ist kaum möglich, Probanden ohne jedes Schlafdefizit zu finden. Alles zwischen fünf und zehn Stunden Schlafbedarf pro 24 Stunden gilt jedenfalls als normal. Dabei ist es sogar egal, ob man den Schlaf am Stück nimmt oder auf mehrere Etappen verteilt. Extreme Lang- oder Kurzschläfer sind allerdings sehr selten: Nur etwa zwei Prozent der gesunden Bevölkerung reichen fünf

Stunden, und ähnlich wenige benötigen zehn Stunden oder mehr.

Im Mittel schlafen Menschen, wenn man sie über einen längeren Zeitraum ausschlafen lässt, siebeneinhalb bis acht Stunden. Es gibt aber Hinweise, dass das tatsächliche durchschnittliche Schlafbedürfnis etwas höher liegt. Ein wenig darunter zu bleiben scheint demnach nicht zu schaden. Im Gegenteil erhöht es abends das, was Experten anschaulich den Schlafdruck nennen, und erleichtert so das Einschlafen.

Gerade bei älteren Menschen, die morgens so lange schlafen, wie sie können, und oft auch noch einen ausgiebigen Mittagsschlaf machen, kommt es vor, dass sie abends Einschlafprobleme haben, weil der Schlafdruck zu gering ist. Das ist dann per Definition aber keine Schlafstörung, weil die Betroffenen im Wachzustand nicht unter Schlafmangel leiden.

Ein Leben ohne jeden Schlafdruck kann aber auch glücklich machen: Der US-amerikanische Biopsychologe Thomas Wehr ließ in einem berühmt gewordenen Experiment 24 Testschläfer vier Monate lang täglich vierzehn Stunden am Stück im abgedunkelten Schlaflaborbett liegen. Anfangs nickten die Probanden für mehr als zwölf Stunden weg. Dabei baute sich ihr zuvor angehäuftes Schlafdefizit ab. Nach etwa vier Wochen pendelte sich ihr Schlafpensum deshalb auf achteinviertel Stunden ein. Und sie fühlten sich blendend – manche sagten sogar, ihnen sei es noch nie so gut gegangen.

„Im Grunde wissen wir gar nicht mehr, wie gut es uns gehen könnte, wenn wir so richtig ausgeschlafen wären“, sagt Chronobiologe Mathias Basner aus Pennsylvania. Er bezieht sich auf die Studie von Thomas Wehr und ähnliche Untersuchungen, in denen völlig gesunde Menschen ohne Schlafprobleme sich mal richtig über mehrere Tage ausschlafen mussten. Die Teilnehmer sprachen danach von einem „glasklaren Bewusstsein". Schwimmer wurden auf fünfzehn Meter eine halbe Sekunde schneller, Reaktionszeiten verkürzten sich, Stimmungen hellten sich auf.

Nicht nur das Schlafbedürfnis ist übrigens individuell verschieden, auch die Schlaftiefe schwankt deutlich von Mensch zu Mensch. Bei der Frage, wie erholsam Schlaf ist, „kommt es nicht alleine auf die Dauer an", sagt denn auch Deutschlands prominentester Schlafmediziner, Jürgen Zulley aus Regensburg. Entscheidend sei vor allem, wie viel des besonders wichtigen Tiefschlafs ein Mensch bekomme.

Bei manchen Schlafstörungen fallen gerade die Tiefschlafphasen völlig aus, die Menschen wachen dann manchmal selbst nach zwölf Stunden Schlaf wie gerädert und völlig übermüdet auf. Deshalb ist die Schlafdauer kein wirklich geeignetes Kriterium zur Diagnose eines Schlafproblems. Viel wichtiger ist das Befinden am Tag. Ist das in Ordnung, kann der Schlaf nicht so schlecht gewesen sein.

Doch woher sollen wir schon wissen, wie gut wir uns fühlen würden, wären wir tatsächlich einmal richtig ausgeschlafen? Die Deutschen bringen es laut der neuesten Umfrage der US-amerikanischen *National Sleep Foundation* werktags durchschnittlich nur noch auf sieben Stunden und eine Minute Schlaf pro Nacht. Dabei ist noch nicht einmal berücksichtigt, dass gerade gesunde Schläfer ihr Pensum tendenziell überschätzen. Als eigentlich benötigte Schlafmenge gibt der Deutsche im Mittel sieben Stunden und 31 Minuten an. Kein Wunder, dass ein Fünftel in den letzten zwei Wochen vor der Umfrage nur an wenigen Tagen morgens ausgeschlafen gewesen sein will, ein knappes Zehntel sogar nie.

Diese Zahlen machen klar: Eine große Mehrheit der Bevölkerung schläft zu wenig. Es tragen nämlich sehr viele Menschen zum Trend bei und nicht nur einige wenige „Ausreißer", die den Mittelwert herunterziehen. All diese Menschen schlafen Nacht für Nacht mindestens dreißig Minuten weniger, als sie eigentlich sollten.

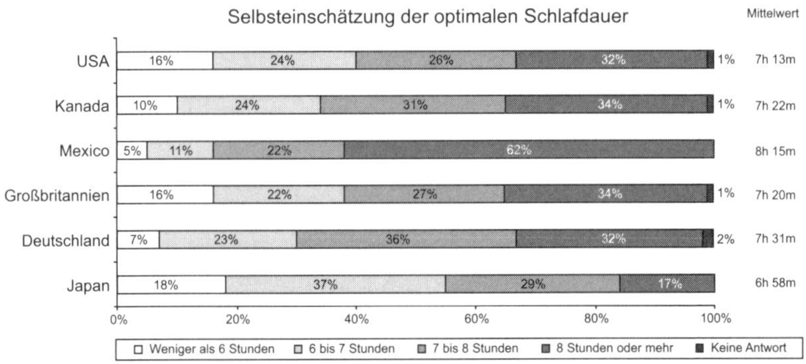

Unterschiedliches Schlaf-Ideal – Die US-amerikanische *National Sleep Foundation* publizierte im Jahr 2013 Daten zum Schlafverhalten der Menschen in sechs verschiedenen Ländern. Das Schlafpensum, das die Menschen für ideal halten, schwankt zwischen den Ländern deutlich.

Dazu passt auch die Beobachtung, dass die Menschen in den westlichen Ländern seit einigen Jahrzehnten ihr Schlafpensum kontinuierlich zurückfahren. Bisher publizierte Angaben zu diesem Trend sind umstritten, aber es ist offensichtlich, dass vor gut zwanzig bis vierzig Jahren noch mindestens eine halbe bis zu einer ganzen Stunde pro Nacht mehr geschlafen wurde. Manche Experten gehen davon aus, dass wir vor fünfzig bis hundert Jahren noch ein bis zwei Stunden mehr geschlafen haben. Eine neuere Analyse kommt zu dem Schluss, wir schliefen unter der Arbeitswoche derzeit 38 Minuten weniger als noch vor zehn Jahren.

Fast alle Experten halten diese Tendenz zur Verkürzung der Schlafenszeit für einen Mitauslöser des zeitgleichen Anstiegs an Zivilisationskrankheiten. „Zumindest bei Diabetes und beim Übergewicht ist der Zusammenhang zwischen Schlafmangel und einer Erhöhung des Erkrankungsrisikos zweifelsfrei belegt", weiß Ulrich Voderholzer, Somnologe in Prien am Chiemsee. Insgesamt macht Schlafmangel – wie die Fachleute unisono formulieren, wenn sie zuspitzen wollen – dick, alt, dumm und krank.

Trotz der Warnungen hält der Trend zu immer weniger Schlaf ungebrochen an. Das ist eigentlich unverständlich, denn mit den richtigen Maßnahmen ließen sich auf einen Streich eine Reihe der größten Geißeln der modernen Menschheit lindern.

Es wird allerhöchste Zeit, endlich etwas gegen das allgemeine Unausgeschlafensein zu unternehmen.

Den Seinen gibt's der Herr im Schlaf

Anti-Aging steht in den reichen Gesellschaften hoch im Kurs. Sich Zeit fürs aktive Jungbleiben zu nehmen, ist längst ein Statussymbol: Manager plauschen beim gesund und kalorienarm zusammengestellten Abendessen über neue Joggingrouten. Einige gehen sogar zum Anti-Aging-Mediziner oder schwören auf den „Personal Trainer". Doch das natürlichste Verjüngungsprogramm, das der eigene Körper jedem regelmäßig und freiwillig zur Verfügung stellt, ignorieren gerade die Leistungsträger: Wer besonders viel arbeiten muss, opfert auch besonders viel Schlaf. In Vorständen und Aufsichtsräten gilt es – übrigens genau wie bei den meisten Politikern – sogar weiterhin als Beleg für hohe Leistungsfähigkeit und Belastbarkeit, mit möglichst wenig Schlaf auszukommen.

Das ist so erschreckend kurzsichtig, dass man vielen „Entscheidern" lieber gar keine Entscheidungen mehr überlassen möchte. Denn im Schlaf verjüngen wir uns rundum, und der Stoffwechsel pendelt ins Gleichgewicht. Die inneren Uhren kommunizieren im Ruhezustand miteinander und synchronisieren sich. Das ist zum Beispiel einer der Gründe, warum ausgeschlafene Menschen auf Dauer dünner sind als unausgeschlafene.

Blut- und Immunsystem, Haut, Leber, Muskeln und viele andere Organe bilden neue Zellen. Alte Zellen werden aussortiert, Infektionen und Entzündungen bekämpft. Deshalb hält erholsamer Schlaf fit, gesund und jung. Kein Wunder, dass Sportler so oft beim Doping mit Wachstumshormonen erwischt werden. Es stößt all diese Prozesse an und wird vom Körper sonst nur im Tiefschlaf ausgeschüttet.

Inzwischen lernen Sportler sogar, dass es legales Doping ist, einfach mal mehr zu schlafen. Trainer und Sportdirektoren haben erkannt: Aufklärung über erholsamen Schlaf gehört ins Standardrepertoire der Saisonvorbereitung von Fußballprofis. Akribische Reiseplanungen sollen Schlaf raubende Jetlags bei Athleten verringern. Die deutsche Fußballnationalmannschaft reist sogar mit speziellen, individuell angepassten Matratzen ins Trainingslager.

Virginie Godet-Cayré, Epidemiologin aus Frankreich, hat mit Kollegen nachgerechnet: Wer regelmäßig zu wenig Schlaf bekommt, versäumt mehr als doppelt so viele Arbeitstage wie Kollegen mit gutem Schlaf. Schlechtschläfer bringen es im Durchschnitt auf 5,8 krankheitsbedingte Fehltage im Jahr, gute Schläfer auf 2,4. Und auch die Leistungsfähigkeit leidet: Der kalifornische Schlafforscher Mark Rosekind beziffert die Abnahme der Gedächtnisleistung bei schlechtem Schlaf auf zwanzig Prozent, die der Entscheidungsfähigkeit sogar auf fünfzig.

All die Schlafarbeit erfordert eine Menge Energie. Der schlafende Mensch verbrennt fast genauso viele Kalorien wie der wache. Er isst und trinkt allerdings nicht. Und noch dazu hat er morgens umso weniger Appetit, je besser er geschlafen hat. Auch deshalb macht es schlank, tief und lange zu schlafen.

Ein Großteil der Energie fließt während des Schlafs ins Gehirn. In ihm scheint sich, wie bereits erwähnt, das eigentliche Geheimnis des Schlafs zu verbergen. Das Denkorgan erfindet sich im Schlaf immer wieder neu: Es läuft auf Hochtouren, beschäftigt sich aber weitgehend mit sich selbst. Vor allem konsolidiert es wichtige Gedächtnisinhalte und verwirft unwichtige. Es räumt auf, baut zwischen manchen Nervenzellen „Daten-Autobahnen", knüpft neue Zell-Kontakte, verstärkt andere und gibt wieder andere auf.

In einem zweistufigen Prozess werden zunächst all jene Ereignisse, die im Laufe der letzten Wachperioden besonders wichtig waren, vom schlafenden Gehirn erneut hervorgekramt. Was bedeutsam war, ergibt sich dabei aus den Emotionen, die mit den neuen Eindrücken verbunden sind. Der US-amerikanische Hirnforscher Robert Stickgold stellte kürzlich ein Modell vor, nach dem das Gehirn im Schlaf zuallererst sortiert: Die wichtigen Erfahrungen ins Köpfchen, die unwichtigen ins Kröpfchen, möchte man in Abwandlung des Sprichworts kalauern.

Was Angst, Freude, Glück oder Leid ausgelöst hat, scheint wichtig genug, um nun, in der zweiten Stufe, in der Großhirnrinde fest verankert und verfestigt zu werden. Die meisten anderen Informationen – haufenweise überflüssige Zell-Kontakte, die unnötige Energie verbrauchen und das Gehirn auf Dauer träge machen – werden im Schlaf gelöscht: auf Nimmerwiedersehen.

Wachen wir dann wieder auf, sind wir eine gehörige Portion schlauer als zuvor. Zahllose Studien haben in den letzten Jahren gezeigt: Wir beherrschen all die Dinge, die wir im Wachzustand gelernt oder trainiert haben, nach dem Schlafen deutlich besser als vorher.

Alles, was wir *by doing*, also auf dem Weg des prozeduralen Lernens geübt haben – Fahrrad fahren, Tennis spielen oder ein Instrument beherrschen zum Beispiel –, vergessen wir sogar völlig, wenn wir nach der Übung für 48 Stunden nicht schlafen. Für abstrakte Dinge wie Vokabeln oder Formeln haben wir immerhin einen Zwischenspeicher, so dass wir sie über mehrere Tage bis Wochen hinweg immer wieder schlafend hervorkramen können.

Entscheidendes scheint dabei im Tiefschlaf zu geschehen. Dann verbünden sich die Milliarden Nervenzellen der Großhirnrinde mitcinandcr. Sic sind in diesem Zustand alle gemeinsam ein bis zwei Mal pro Sekunde besonders stark erregt. Vor ein paar Jahren gelang es mit schwachen ungefährlichen elektrischen Strömen, diesen Tiefschlaf künstlich zu verstärken – und mit ihm die Gedächtnisleistung tags darauf. Im Jahr 2013 zeigten die Tübinger Hirnforscher um Jan Born, dass das Gleiche auch mit geschickt synchronisierten Schallwellen gelingt. Auch hier sorgte der „Supertiefschlaf" dafür, dass die Testpersonen Informationen im Schlaf besonders gut verarbeiteten.

Es wird sicher nicht mehr lange dauern, bis die erste App auf den Markt kommt, die zur Steigerung des Gedächtnisses Töne im Tiefschlafrhythmus erzeugt. Wirken dürfte das indes kaum, denn der Tongenerator müsste zuvor die Hirnströme des Schlafenden messen und die generierten Schallwellen exakt an die Erregungsschwankung des Gehirns anpassen.

Vor einiger Zeit belegte Jan Born mit seinem Team sogar, dass wir nach dem Schlafen neue Lösungsansätze für zuvor gestellte Aufgaben kennen. Die Schlafarbeit des Gehirns scheint Zusammenhänge neu zu ordnen und erlaubt so einen ungewohnten Blick auf alte Probleme. Auf diesem Weg kommen beizeiten Geistesblitze über Nacht – oder, wie manch einer formuliert, im Traum. Denn in den Träumen spiegelt sich selbstverständlich die Arbeit des schlafenden Gehirns wider.

In letzter Zeit wendet sich Born dem Schlaf von Kindern zu. Dass die Kleinen viel mehr Schlaf benötigen als die Großen, erklärt er nicht zuletzt damit, dass sie auch ungleich mehr lernen müssen. „Kinder schlafen nicht nur länger, sie haben auch viel mehr Tiefschlaf als Erwachsene." Und gerade dieser Kinderschlaf bewirke „extreme Fähigkeiten beim Lernen". Gerade erst publizierte Born mit Kollegen eine Studie, die eindeutig belegt: Kinder schlafen nicht nur mehr und tiefer als Erwachsene, sie verlagern dabei auch deutlich mehr Informationen vom unbewussten, impliziten Teil ihres Gedächtnisses in den expliziten, ihnen permanent verfügbaren Erfahrungsschatz.

Dass unsere Gesellschaft besonders ältere Schüler dazu zwingt, chronobiologisch gesehen zu früh aufzustehen und damit zu wenig zu schlafen, erscheint angesichts dieser Resultate völlig absurd. Aber das ist Thema eines späteren Kapitels.

„Erst der Schlaf versetzt uns in die Lage, unserer Gegenwart vor dem Hintergrund der Vergangenheit einen Sinn zu geben. Oder anders ausgedrückt: Ohne Schlaf gibt es kein Bewusstsein." Zu diesem Fazit gelangte ich bereits im Jahr 2007 in meinem *Schlafbuch*. Mittlerweile haben viele neue Resultate die damaligen Annahmen bestätigt. Sollten wir also wirklich weiter so viel Raubbau an dem rätselhaften „zweiten Zustand" betreiben, der immerhin ein Drittel unserer Zeit auf Erden in Anspruch nimmt?

„Wir müssen schlafen, um geistig und immunologisch fit zu bleiben“, fasst Experte Born zusammen. Dass Menschen mit zunehmendem Alter immer weniger tief schlafen, wird auch von vielen anderen Forschern inzwischen als Mitauslöser der Alterung und der abnehmenden Lernfähigkeit von Erwachsenen gesehen.

Eine aktuelle Studie aus den USA kommt sogar zu dem Schluss, dass die altersbedingte Abnahme an Tiefschlaf mitverantwortlich für die Gedächtnisschwäche vieler älterer Menschen ist. Medikamente und Techniken, die den Tiefschlafanteil erhöhen, könnten schon bald „als Lifestyle-Faktoren in Form modernen Neuro-Enhancements groß in Mode kommen“, glaubt Jan Born. Letztlich sei das Streben nach ausreichendem und tiefem Schlaf „aktives Anti-Aging“.

Der Mann sollte wissen, was er sagt. Er erhielt für seine Forschung zur Enträtselung des Schlafs im Jahr 2010 den Leibniz-Preis – immerhin der höchstdotierte Wissenschafts-Förderpreis weltweit. Ach, hätte er doch mehr Zeit und müsste nicht so viel forschen. Dann könnte er vielleicht Arbeitgeber vom Segen des Schlafs überzeugen und Politiker beraten.

Die Gesellschaft würde es ihm sicher danken.

Die unausgeschlafene Gesellschaft

Die gesellschaftspolitische Bestandsaufnahme in Sachen Schlaf ist ernüchternd: Es spricht sich zwar allmählich herum, wie wichtig Wachsein – sprich Ausgeschlafensein – ist. Aber aufgeweckt sind wir noch lange nicht. Führungskräfte, Selbstständige und – besonders fatal – Schulkinder werden so sehr gefordert oder verlangen sich so viel ab, dass sie immer weniger Zeit zum Schlafen haben.

Freiberufler verdienen oft so schlecht, dass sie zu viel arbeiten müssen. Und für Angestellte sind laut Statistischem Bundesamt Überstunden alltäglich. Etwa 17 Prozent der Akademiker und 38,5 Prozent der Führungskräfte arbeiten pro Woche mehr als 48 Stunden. 1,7 Millionen Erwerbstätige in Deutschland kommen sogar auf sechzig oder mehr Wochenarbeitsstunden.

Wirtschaftsführer und Politiker, sogar vermeintliche oder echte Vorbilder unter Regierenden und Fernsehprominenten, möchten ihre eigene Unentbehrlichkeit noch immer belegen, indem sie ihr geringes Schlafpensum betonen. Thomas Middelhoff, Ex-Geschäftsführer von Bertelsmann, begnügt sich angeblich mit nur drei Stunden Nachtruhe. Rüdiger Grube, Chef der Deutschen Bahn, sagt, er schlafe nur vier Stunden.

Eine deutsche Talkmasterin, deren Namen ich besser nicht nenne, soll einmal gesagt haben: „Mir reichen vier Stunden Schlaf. Ich bin doch keine Kuh." Was sie nicht bedachte: Gerade Kühe benötigen verglichen mit anderen Säugetieren ausgesprochen wenig Schlaf.

„Vier Stunden Schlaf müssen genügen", soll auch US-Präsident Barack Obama gesagt haben. Bundeskanzlerin Angela Merkel gibt immerhin zu, mehr als vier Stunden Schlaf zu benötigen. Indirekt lässt sie aber durchblicken, sich nicht die Zeit dafür zu nehmen. Sie habe „eine gewisse Speicherfähigkeit. Aber dann muss ich mal wieder auftanken". Zehn bis zwölf Stunden schlafe sie dann am Stück. Offenbar hat die Regierungschefin schon einiges in Sachen Schlafforschung verstanden. Doch ob ihre Erholungsphasen wirklich lang genug sind?

Auch dass es zum guten Ton gehört, wichtige Verhandlungen bis tief in die Nacht auszudehnen, ist aus schlafwissenschaftlicher Sicht ungeschickt. Nach siebzehn Stunden ohne Schlaf schneiden wir in Leistungstests ungefähr so schlecht ab wie mit einem halben Promille Alkohol im Blut. Sind die Politiker morgens um sieben aufgestanden, sitzen sie also schon um Mitternacht „angetrunken" am Verhandlungstisch.

Nach 24 Stunden Schlafentzug sinken ihre Reaktionszeiten gar auf Werte, die sie ausgeschlafen nur mit einem Promille Blutalkohol erreichen. Das mag zwar manchmal die Konsensfindung erleichtern, die Qualität der Entscheidung dürfte aber leiden. Nicht auszudenken, wie gut es unserer Republik mit ausgeschlafenem Führungspersonal ginge.

Leuchtendes Vorbild unter den Politikern ist der ehemalige Hamburger Erste Bürgermeister Ole von Beust. Auf die Frage, wie er im Wahlkampf am besten entspanne, antwortete er im Jahr 2008: indem er früh zu Bett gehe und viel schlafe. Am Wahltag selbst erschien er erst um 10:30 Uhr im Wahllokal. Er habe endlich mal so richtig ausgeschlafen. Bravo!

Doch es reicht nicht, immer nur die anderen zu kritisieren. Gerade wenn es um chronischen Schlafmangel geht, haben wir dessen Bekämpfung selbst in der Hand: Wir können entscheiden, wie intensiv wir das rund um die Uhr laufende Einkaufs-, Unterhaltungs-, Sport-, Medien- und Zerstreuungsangebot nutzen. Wir müssen vor allem mit uns selbst klären, was uns wichtiger ist: Freizeit und Arbeit oder ausreichender Schlaf.

Wer sich für den Schlaf entscheidet, wird merken: Selbst wenn man kürzer arbeitet oder weniger Freizeit hat, geht es einem dennoch besser. Die Arbeit geht leichter von der Hand. Womöglich wird das Gleiche oder ein noch größeres Pensum in kürzerer Zeit erledigt. Und die Freizeit wird intensiver erlebt, man kann sich mehr darauf einlassen und hat größere Freude an den Aktivitäten.

Unausgeschlafene arbeiten ineffektiv, und wenn sie nicht arbeiten, fehlt ihnen oft der Antrieb für Ereignisreiches, Forderndes und Kreatives.

Ausgeschlafene haben mehr vom Leben.

Es sei erstaunlich, so Mathias Basner aus Pennsylvania: Alle wüssten, wie gut ihnen Schlaf täte, doch sei den meisten fast alles wichtiger als ausreichender Schlaf. „Schlaf ist inzwischen zum Handelsgut verkommen." Der Schlafforscher hat ausgewertet, was moderne Menschen mit ihrer Zeit anfangen, und festgestellt, dass die meisten am ehesten am Schlaf sparen: „Je mehr die Menschen arbeiten, desto weniger schlafen sie." Freizeit opfert dagegen kaum jemand.

Abends gehen fast alle zur gleichen Zeit ins Bett, meist nach ihrer Lieblings-TV-Sendung. Doch die Vielarbeiter stehen am Morgen besonders früh auf. Und zumindest diejenigen, die kein unterdurchschnittliches Schlafbedürfnis haben, werden gar nicht richtig wach.

In der unausgeschlafenen Gesellschaft geht es fast allen Menschen so wie den Testpersonen im Schlaflabor von Pennsylvania, die einige Tage nur vier oder sechs Stunden pro Nacht schlafen durften: Geschäftstermine und -reisen, Überstunden, Kulturveranstaltungen und Sport sowie die Zeiträuber TV und Internet dominieren den Alltag. Ausgeschlafen zu sein scheint unwichtig. Nach Wochen oder Monaten häuft sich so eine gehörige Portion Schlafmangel an.

Hinzu kommt noch die große Zahl der Menschen mit Schlafstörungen: Jeder zehnte Deutsche hat eine chronische Insomnie, schläft also meist sehr schlecht ein oder durch und leidet darunter auch am Tag. Jeder zwanzigste müsste deshalb in Behandlung. Die Zahlen für andere Länder sind ähnlich. Und es handelt sich nicht nur um ein Problem der industrialisierten Welt: Saverio Stranges und Kollegen aus Warwick, Großbritannien, folgerten im Jahr 2012 aus Daten von 40 000 Menschen in Afrika und Asien, dass auch in den ärmeren Teilen der Welt insgesamt etwa 150 Millionen Menschen an Schlafproblemen leiden.

Aus der Warte der Leistungsgesellschaft sind allerdings diejenigen, die sich für gesunde Schläfer halten, fast das größere Problem. Gerade sie unterschätzen permanent ihr Schlafbedürfnis. „Niemand interessiert sich für den Schlaf weniger als der gute Schläfer", sagt der Berliner Schlafmediziner Ingo Fietze. Eigentlich sollten die guten Schläfer mit den Schlafstörungsgeplagten tauschen. Diese fixieren sich nämlich zu sehr auf ihr Leiden. „Damit verschlimmern sie die Schlafstörung und lösen die Schlaflosigkeit manchmal sogar erst aus", weiß Tilmann Müller, Schlafmediziner aus Münster. „Die großväterlichen Ratschläge, jede Nacht acht Stunden zu schlafen, sind dann eher kontraproduktiv."

Japaner und Amerikaner schlafen an Werktagen übrigens noch weniger als wir Deutschen mit unseren sieben Stunden und einer Minute: durchschnittlich sechs Stunden und 22 Minuten, beziehungsweise sechs Stunden und 31 Minuten. Auch das folgt aus der bereits erwähnten Untersuchung der *National Sleep Foundation*, die das Schlafverhalten in sechs Ländern miteinander vergleicht. Im Gegenzug scheinen Japaner und Amerikaner aber häufiger tagsüber ein Nickerchen einzulegen. Mexikaner und Kanadier schlafen ähnlich viel wie Deutsche. Briten liegen dazwischen (6 Stunden und 49 Minuten).

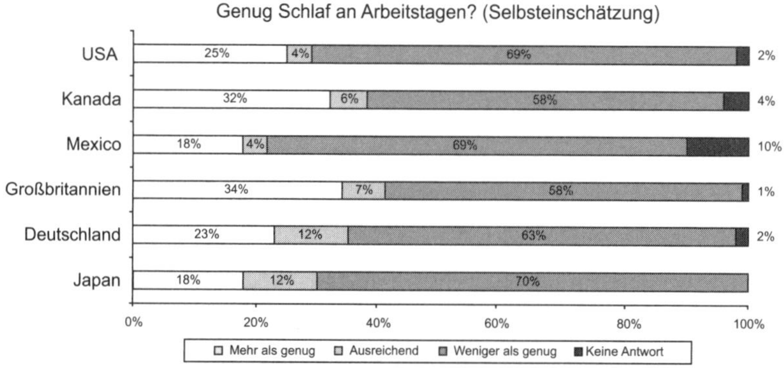

Unausgeschlafene Gesellschaften – In vielen Ländern geben rund zwei Drittel der Menschen an, an Werktagen zu wenig zu schlafen.

In allen beteiligten Ländern scheinen die Menschen ein gespaltenes Verhältnis zum Schlaf zu haben, wie zwei widersprüchliche Resultate der Umfrage zeigen: Überall gibt eine große Mehrheit von rund zwei Dritteln an, an Werktagen zu wenig zu schlafen. Mehr als zwei Drittel antworten jedoch auf eine andere Frage, im Rahmen ihres derzeitigen Arbeitsrhythmus insgesamt genügend Schlaf zu finden. Offenbar schlägt hier das schlechte Gespür des Menschen für chronischen Schlafmangel zu Buche.

Und was machen die Menschen in der Stunde, bevor sie schlafen, nahezu jeden Abend? Was hindert sie daran, zeitiger zu Bett zu gehen und so vielleicht ein bisschen mehr Bettruhe zu bekommen? Die Antworten ernüchtern: 66 bis 80 Prozent der Befragten in den jeweiligen Ländern schauen fern. Um die vierzig Prozent nutzen ihr Mobiltelefon, vermutlich eher zum Spielen als zum Telefonieren (Doppelnennungen waren möglich).

Bei den beiden anderen häufigsten spätabendlichen Gewohnheiten ist der kulturelle Einfluss größer: Rund zwei Drittel der Japaner können auch spätabends nicht von Computer oder Tablet lassen. In Deutschland ist es nur ein Viertel. 65 Prozent der

Mexikaner beten oder meditieren, bevor sie zu Bett gehen, was als Entspannungsübung sicherlich keine schlechte Idee ist und das Einschlafen erleichtern sollte. In Deutschland entspannen sich auf diese Art nur vierzehn Prozent, in Japan sogar nur fünf.

Die Resultate „legen nahe, dass chronischer Schlafmangel ein bedeutsames globales Gesundheitsproblem ist", fasst Russel Rosenberg, ein an der Befragung beteiligter Forscher, zusammen. Menschen sollten wieder mehr entspannen sowie ihre Handys und Fernsehgeräte häufiger abschalten und sich eine angenehmere Abendgestaltung angewöhnen. „Bereiten Sie sich den Weg für einen guten Schlaf. Das kann Ihr Leben ändern."

Wir sollten die größten Schlafräuber also bekämpfen. Hier wird derzeit viel zu wenig getan, urteilen weltweit praktisch alle Schlafexperten. Der Münsteraner Tilmann Müller weist zum Beispiel darauf hin, dass die meisten Verkehrsunfälle auf Müdigkeit am Steuer zurückzuführen sind. Kontrolliert würde aber immer nur der Alkoholpegel der Fahrer: „Eigentlich müsste die Polizei an jeder Ecke einen Schläfrigkeitstest machen."

Mathias Basner aus Pennsylvania denkt eher an unseren Medienkonsum: „Man muss vielleicht den stärksten sozialen Zeitgeber verändern: das abendliche TV-Programm." Gäbe es im TV spätabends nur noch Testbilder, gingen die meisten Menschen vermutlich früher zu Bett. Und Dieter Riemann, Schlafmediziner in Freiburg im Breisgau, erinnert daran, dass der Schlaf vieler Menschen unterschwellig durch nächtlichen Lärm gestört wird.

Der Regensburger Jürgen Zulley, ist über die Jahre bescheiden geworden. Er klärt die Deutschen seit langem in Vorträgen, Talkshows und lesenswerten Büchern über den Schlaf auf. Im Jahr 2010 wurde er emeritiert, kann sich seitdem also noch mehr auf die Öffentlichkeitsarbeit konzentrieren. Er wäre schon glücklich, gelänge es ihm, zwei große Missverständnisse auszuräumen: „Erstens: Schlaf ist kein Ruhezustand, weshalb gerade die Leistungsträger ausschlafen sollten. Zweitens: Schlafen können wir nicht wollen. Wer schlafen will, muss gelassen, entspannt und müde genug sein. Dann kommt der Schlaf von ganz allein."

Warum die Sommerzeit ein Fehler ist

Es ist der 7. April 1980, als durch Deutschland eine Welle riesiger spontaner Demonstrationen wogt. Statt wie jeden Montag in die Schule zu gehen, stürmen Millionen Kinder die Rathausmärkte der Republik. Sie schreien, pfeifen und toben: „Gebt uns unsren Schlaf zurück!" Viele Eltern kommen mit. Sie demonstrieren nicht nur für die Rechte der Kleinen, sondern auch für sich. Holen die Schüler Luft, skandieren die Eltern voller Wut: „Wo ist nur der Morgen geblieben? Ihr habt ihn uns gestohlen."

Gewerkschaften rufen zum Generalstreik auf. Tags darauf kommt das gesellschaftliche Leben völlig zum Erliegen. Eine endlos lange Woche ziehen sich die Proteste hin. Dann lenken die Politiker ein. Bundeskanzler Helmut Schmidt tritt vor die Presse und verkündet, ab sofort werde die neue Regelung zurückgenommen. Kein Bürger müsse mehr eine Stunde früher als gewohnt zur Arbeit oder in der Schule erscheinen. Man habe sich durch die Maßnahme, die Arbeits- und Schulzeiten nach vorne zu verlegen, erhofft, das Tageslicht während der Sommermonate besser auszunutzen und Energie zu sparen. Dass dieses Ansinnen auf derart hartnäckigen Widerstand stoße, habe man nicht erwartet. „Wir regieren niemals gegen das Volk", sagt Schmidt und kündigt an, das neue Gesetz baldmöglichst außer Kraft zu setzen.

Natürlich ist dies eine fiktive Geschichte. Die Wirklichkeit sah anders aus: In der Nacht vom 5. auf den 6. April 1980 wurde nach langer Pause erneut die Sommerzeit in Deutschland eingeführt. Am folgenden Montag, den 7. April, standen Abermillionen Menschen eine Stunde früher auf als sonst. Protestiert haben sie nicht. Dennoch waren die meisten Menschen hundemüde. Ihre innere Zeitmessung ließ sich nämlich nicht so leicht überlisten wie die Zeitanzeige ihres Weckers.

Rein biologisch war es nun mal eine Stunde früher – auch wenn die Uhr das gar nicht anzeigte. Und rein biologisch änderte sich daran auch in den folgenden Monaten nicht allzu viel. Seit mehr als dreißig Jahren leidet also die Mehrheit der Bevölkerung alljährlich sieben Monate lang, bis am letzten Sonntag im Oktober die Uhr auf die Normalzeit zurückgestellt wird.

Der eine 25-Stunden-Tag im Herbst sollte der eigentliche „Tag des Schlafes" sein, nicht der offizielle Termin am 21. Juni, für den sich niemand wirklich interessiert. Denn Ende Oktober darf ein Volk von Schlaflosen endlich mal eine ganze Stunde länger schlafen – völlig unbeschwert und ohne jeden Rechtfertigungsdruck.

Noch im 19. Jahrhundert hatte hierzulande jede größere Stadt ihre eigene Zeit. Reisende mussten ihre Uhr nach der nächstbesten Kirchturmuhr stellen. Erst 1893 stellte das Deutsche Reich auf die einheitliche Mitteleuropäische Zeit um. Vor allem den Eisenbahnern war es zu kompliziert geworden, in sechzig verschiedenen Zeitzonen zu arbeiten.

Im Ersten Weltkrieg setzte sich eine weitere neue Idee durch: die Sommerzeit. Voran gingen die Deutschen, die am 1. Mai 1916 ihre Uhren eine Stunde vorstellten. Das sollte Energie sparen und der kriegsgebeutelten Industrie helfen, das Tageslicht besser zu nutzen. Daher – und weil der ursprüngliche Erfinder ein Engländer war – auch der englische Name *daylight saving time*. Nach drei Jahren war der Spuk vorbei. Doch von 1940 bis 1949 wurden die Deutschen erneut zwischen Frühjahr und Herbst eine Stunde zeitlich vorverlagert. Im Jahr 1947 gab es sogar eine zusätzliche „Hochsommerzeit", zu der die Uhren insgesamt zwei Stunden vorgingen.

Doch heute werden die Stimmen der Kritiker immer lauter. Viele Umfragen der letzten Jahre brachten eine klare Mehrheit für die Sommerzeitgegner. Eine Online-Petition des Erlanger Arztes Hubertus Hilgers zur Abschaffung der Sommerzeit zeichneten im Jahr 2013 binnen weniger Monate mehr als 55 000 Menschen.

Im Frühjahr 2014 versuchte sogar die bayerische Wirtschaftsministerin und Vize-Ministerpräsidentin Ilse Aigner für ihre Partei, die CSU, im Europawahlkampf zu punkten, indem sie ankündigte, bei der Europäischen Union gegen die Zeitumstellung zu kämpfen. Kurz darauf nickte ein Parteitag der CDU einen ähnlich lautenden Antrag ab. Die Politiker hatten gemerkt, wie populär das Thema geworden war.

Um es sich mit niemandem zu verscherzen, lässt es die CDU geschickt offen, ob sie in Zukunft die Sommerzeit oder die Normalzeit ganzjährig beibehalten möchte. Aigner und die CSU votieren hingegen eindeutig für eine ganzjährige Sommerzeit. Damit dokumentieren sie eindrucksvoll, wie wenig sie von Chronobiologie und der Steuerung des intuitiven menschlichen Zeitgefühls verstanden haben.

Die Argumente der Sommerzeitgegner, zu denen ich mich zähle, sind jedenfalls überzeugend: Künstliches Licht zum Beispiel verbraucht im Vergleich zur industriellen Produktion so wenig Energie, dass die Zeitumstellung keinen ökologischen oder wirtschaftlichen Nutzen hat. Im Gegenteil: Mehr als abends eventuell an Licht gespart wird, verpufft morgens durch zusätzliches Heizen. Eine Gesamtenergiebilanz zu erstellen, ist schwierig. Aber es häufen sich Berechnungen, die eher zu Ungunsten der Sommerzeit ausfallen.

So oder so sind die schädlichen Auswirkungen der Zeitumstellung prägnant. Daten aus England zeigen, dass es in den ersten beiden Tagen nach Beginn der Sommerzeit mehr Verkehrsunfälle gibt. US-Forscher registrierten am Montag danach sogar einen Anstieg der Herzinfarktrate um ein Viertel. Schuld daran sei vermutlich Schlafmangel. Am Montag nach der Umstellung zurück zur Normalzeit im Herbst, wenn wir eine Stunde länger schlafen können, fanden die Forscher eine entsprechende Abnahme der Infarkte um 21 Prozent.

Manche Menschen benötigen bis zu einer Woche, um den Minijetlag wegzustecken. Zwölf Prozent mehr Menschen als sonst sollen nach Sommerzeitbeginn eine Arztpraxis aufsuchen. Es werden mehr Schlafmittel und Antidepressiva verschrieben. Vor allem ältere Menschen und Kleinkinder scheinen – neben den schon sprichwörtlich gewordenen Milchkühen – Umstellungsprobleme zu haben. Und dass die Probleme stärker sind als bei einer Flugreise über eine Zeitzone hinweg, ist schnell erklärt: Verstellen wir die Zeit, bleiben aber vor Ort, ändern sich die äußeren Signale nicht. Die Sonne geht in Bezug zur Uhrzeit eine Stunde später auf und unter. Dadurch bekommt die innere Uhr kaum Anweisungen, mitzuziehen.

Das unterscheidet die Situation grundsätzlich von einer Reise nach Griechenland. Der Dirigent der inneren Uhren, die *masterclock* im Mittelhirn, hat nach der Umstellung zur Sommerzeit überhaupt keine Chance, abends zeitig genug in den Nachtmodus zu schalten. Wir werden in Bezug zur äußeren Zeit also bis zu einer Stunde später müde als sonst – und das nicht nur in den Tagen nach der Umstellung, sondern die ganze Zeit, bis wir die Uhren im Herbst zurückstellen.

Genau hier versteckt sich das eigentliche Sommerzeit-Dilemma: Unser Alltag wird für etwa sieben Monate permanent in einen gen Morgen verschobenen äußeren Rhythmus gezwungen. Unsere inneren Uhren erhalten während all der Monate in der mutwillig verschobenen Zeitzone – Tag für Tag und Nacht für Nacht – verkehrte Signale zur Nachjustierung. Sie ticken dauerhaft zu spät.

Die Zeitumstellung an sich, das kurzfristige Aus-dem-Rhythmus-Kommen, ist also trotz bemerkenswerter negativer Folgen das kleinere Problem. Es ist die Sommerzeit selbst, die als größter systematischer Schlafräuber in unserer Gesellschaft gelten darf.

Für mehr oder weniger ausgeprägte Lerchen ist all das kein Problem. Sie werden ohnehin früh müde und sind morgens auch dann vor dem Weckerklingeln ausgeschlafen, wenn dieses im Bezug zum biologischen Tag eine Stunde früher passiert. Doch wie im letzten Kapitel erwähnt, sind Lerchen in der Gesamtbevölkerung deutlich in der Unterzahl.

Ganz anders ergeht es den meisten Menschen mit durchschnittlichem und allen Menschen mit eulenhaftem Chronotyp. Sie machen etwa zwei Drittel der Bürger Zentraleuropas aus und leiden auch schon ohne Sommerzeit wegen des sozialen Jetlags unter der Arbeitswoche an Schlafentzug. Die Sommerzeit verschärft die Situation dramatisch. Besonders stark betroffen sind jüngere Menschen – Schüler und Auszubildende –, da diese eher als alte Menschen zum Eulendasein tendieren.

Die sozial gejetlagte Mehrheit wird während der Sommerzeit also allabendlich zu spät müde, weil es zuvor eine Stunde länger als gewöhnlich hell ist. Der Wecker reißt sie dennoch gnadenlos frühmorgens aus den Federn. Auf der Strecke bleiben mindestens ein paar Minuten Schlafenszeit – bei den einen etwas mehr, bei den anderen etwas weniger. Und die Erkenntnisse der Schlafforschung sprechen klar dafür, dass sich so Stück für Stück ein chronisches Schlafdefizit aufbaut.

Verantwortlich dafür, dass sich so viele Menschen den gesamten Sommer und bis in den Herbst hinein schlapp, unkonzentriert und müde fühlen, ist also die um eine Stunde gewachsene Diskrepanz zwischen sozialer und biologischer Zeitmessung. Und dagegen hilft nur eines: die dauerhafte Beibehaltung der Normalzeit.

Die Sommerzeit muss also endlich abgeschafft werden. Alle Eulen und die allermeisten durchschnittlichen Chronotypen wären schlagartig gesünder, schlauer und fitter. Die Minderheit der Lerchen hätte hingegen keine gesundheitlichen Nachteile. Sie würde allenfalls am Wochenende so früh müde, dass sie längere Abendveranstaltungen weniger gut genießen könnte – ein vergleichsweise nachrangiges Problem. Nebenbei sparten der Staat und viele Unternehmen auch noch Geld, weil die aufwändige Zeitumstellung wegfiele.

Warum favorisieren aber selbst die meisten deutschen Politiker, die gegen die Zeitumstellung sind, die ganzjährige Sommerzeit? Diese würde das Problem ja sogar verschlimmern. Vielleicht liegt es daran, dass unter den Entscheidungsträgern besonders viele zu den Frühaufstehern gehören, die der Sommerzeit vor allem Positives abgewinnen können? Außerdem dürfen Jugendliche, die besonders heftig unter der Sommerzeit leiden, noch nicht wählen. Und Eltern haben meist Wichtigeres zu tun, als sich über einen künstlich verstärkten sozialen Jetlag aufzuregen.

Doch Politiker sind dem Allgemeinwohl verpflichtet. Sie sollten deshalb endlich die Argumente aus der Wissenschaft ernst nehmen und den Unfug mit der Sommerzeit beenden.

Wer sich Kommentare zur Zeitumstellung im Internet anschaut oder wie ich als Experte bei Hörerdiskussionen im Radio oder als Vortragender mit vielen Menschen über das Thema spricht, muss ohnehin den Eindruck gewinnen, dass die Befürworter einer ganzjährigen Sommerzeit überwiegen. Sie verkünden oft erschreckend aggressiv und teils beleidigend das immer gleiche Argument: Es sei doch schön, die abendliche Freizeit länger im Hellen verbringen zu dürfen. Es könne doch nicht sein, dass man ihnen dieses persönliche Vergnügen rauben wolle.

Zunächst klingt das einleuchtend. Doch die deutlich leiser auftretende tatsächliche Mehrheit jener Menschen, die morgens einen Wecker zum Aufstehen brauchen, kann die hellen Abende irgendwann gar nicht mehr genießen. Sie sind chronisch unausgeschlafen und schon vor Sonnenuntergang todmüde, können wegen der falsch getakteten inneren Uhren fatalerweise dennoch nicht gut einschlafen. Zudem verstärkt das zusätzliche abendliche Tageslicht ja permanent ihr Problem, morgens nicht rechtzeitig wach zu werden.

Offen gesagt, vermute ich übrigens auch unter den Befürwortern der Sommerzeit einige, die chronisch unausgeschlafen sind. Das würde zumindest den gereizten Unterton ihrer Diskussionsführung erklären. Vielleicht ahnen sie aber auch nur, dass sie die schlechteren Argumente haben. Wären übrigens die Arbeitszeiten individualisierter als heute, wie ich es im vorigen Kapitel gefordert habe, dürften auch die Lerchen nichts mehr gegen die Normalzeit haben. Dann könnten sie einfach eine Stunde früher zur Arbeit gehen und hätten ebenfalls am Feierabend länger Licht.

Darüber, die Sommerzeit ganzjährig beizubehalten, braucht man angesichts der gesicherten Erkenntnisse aus Chronobiologie und Schlafforschung also nicht mehr wirklich zu diskutieren. Wer daran festhält, ist entweder egoistisch, allzu scharf auf Wählerstimmen – oder schlicht naiv. Vor allem aber zeigt das Beispiel Russlands, wie sehr solche voreiligen Schlüsse nach hinten losgehen: Dort wurden im Jahr 2011 mehrere Zeitzonen zusammengelegt und die Sommerzeit wurde ganzjährig eingeführt. Seitdem stöhnt das ganze Land über lähmende Unausgeschlafenheit. Ein Anstieg von Depressionen und ein Rückgang der Geburtenrate wurden als mögliche Folgen bereits ins Gespräch gebracht.

Eine Mehrheit der Bürger möchte so schnell wie möglich zur Normalzeit zurück. Ministerpräsident Dmitri Medwedew ordnete Anfang 2013 eine wissenschaftliche Untersuchung des Phänomens an. Und im Juli 2014 beschloss die Duma, schon kommenden Oktober zur dauerhaften Normalzeit umzuschalten.

Die Tage der Zeitumstellung sind also hoffentlich weltweit gezählt. Allerdings droht – Russland hin, Chronobiologie her – auch in Deutschland zunächst das noch schlimmere Szenario einer ganzjährigen Sommerzeit. Dann bleiben nur noch zwei Möglichkeiten: Entweder wir passen den Lebensrhythmus an Länder an, die noch weiter westlich in der Zeitzone leben und folglich noch mehr unter der Sommerzeit leiden, wie zum Beispiel Spanien. Dort beginnen Schule und Arbeit später, es gibt eine Siesta und das Abendessen startet frühestens um 21 Uhr.

Oder wir simulieren uns passendere Sonnenauf- und -untergänge, setzen uns morgens vor dem Frühstück regelmäßig vor eine Lichttherapielampe und laufen abends mit Sonnenbrille herum.

Wake-up-Plan 4
Kampf den Schlafräubern

Psychische Erkrankungen wie Depressionen, Burnout-Syndrom und Angststörungen, aber auch die Abhängigkeit von Alkohol und anderen Drogen sind Grund für immer mehr lange Krankschreibungen und Frühverrentungen. Selbst wenn man bedenkt, dass die Sensibilität für diese Leiden stark gestiegen ist und viele Diagnosen früher nicht gestellt worden wären, identifizieren Fachleute wie der Berliner Psychologe Frank Jacobi „erhöhte psychomentale Anforderungen", die an diesem Trend beteiligt sind: „Die Anforderungen in der Arbeitswelt überfordern manche Menschen."

Berichten die Medien über das Problem, ist meist diffus vom zunehmenden Stress am Arbeitsplatz, von gestiegenem Druck die Rede. Doch biologisch gesehen gibt es noch einen ganz anderen Auslöser für sogenannten ungesunden, toxischen Stress: chronischer Schlafmangel.

„Veränderungen des Schlafs gibt es bei allen psychischen Erkrankungen", sagt der Freiburger Somnologe Dieter Riemann. Bei Depressionen und Suchterkrankungen nehmen viele Experten inzwischen an, dass Schlafstörungen, Schlafmangel oder gestörte innere Rhythmen nicht nur eine logische Folge, sondern mitunter sogar Auslöser der Leiden sind. „Es dürfte die psychische Stabilität in der Bevölkerung spürbar erhöhen, wenn wir endlich dafür sorgen, dass möglichst viele Bürger wieder länger schlafen", sagt Riemann.

Hier daher die wichtigsten *Wake up!* Forderungen für eine Verlängerung unserer Schlafenszeit. Sie haben ein enormes präventives Potenzial und sind mit ein bisschen gutem Willen gar nicht so schwer umzusetzen:

- Viele Menschen nutzen jede freie Minute zum Walken oder Joggen, wälzen einen Ernährungsratgeber nach dem anderen und sehnen sich diffus nach „Entschleunigung". Doch die wenigsten haben begriffen, wie wichtig ausreichender Schlaf und ein natürliches Zeitmanagement für unser Wohlbefinden sind. Die Aufklärung über den Schlaf muss deshalb Bestandteil der allgemeinen Krankheitsvorsorge werden. Schlaf und Entspannung sind genauso wichtig für die Gesundheit wie Bewegung und ausgewogene Ernährung.

- Die Sommerzeit gehört abgeschafft. Das innere Zeitgefüge des menschlichen Organismus lässt sich nicht einfach ohne Folgen um eine Stunde gegen den äußeren Hell-Dunkel-Zyklus in den Morgen hinein verschieben. Diese Idee stammt noch aus einer Zeit, als man meinte, sich mit Hilfe der Technik über die menschliche Biologie erheben zu können. Und sie ist Unsinn. Dadurch baut sich bei weiten Teilen der Bevölkerung ein zunehmendes Schlafdefizit auf. Und das ist womöglich der größte politisch motivierte Diebstahl an der Gesundheit der Bürger überhaupt.

- Auch wenn es den wachstumsorientierten Industrienationen schwerfällt: Wir sollten uns mit dem Gedanken an die 4-Tage-Woche anfreunden. Die neuesten Erkenntnisse der Schlafforschung zeigen, dass sich das sogar volkswirtschaftlich auszahlen würde, durch ein Plus an Gesundheit, Energie und Kreativität. Selbst Schüler dürften von entsprechend reduzierten Lehrplänen profitieren. Ausgeschlafen macht das Pauken auch mehr Spaß.

- Wir sollten auf einen halbwegs konstanten Schlafrhythmus achten. Es ist sinnvoll, abends immer zur gleichen Zeit zu Bett zu gehen, vor allem wenn man morgens nicht ausschlafen kann. Besonders bei Kindern ist eine regelmäßige Zubettgehzeit wichtig. Diese kann jedoch individuell sehr verschieden sein. Es nutzt nichts, kann im Gegenteil den Kindern sogar schaden, wenn Eltern sie ins Bett zwingen, wenn sie noch gar nicht müde sind (dazu später mehr).

- Sogenannte Schlafhygiene ist wichtig: Nicht mehr zu spät Kaffee trinken, abends nicht zu schwer essen oder zu viel anstrengenden Sport treiben, nicht zu viel Alkohol trinken und nicht zu häufig aufregende Krimis oder Gruselfilme im Fernsehen anschauen. Ohnehin hat das TV-Gerät im Schlafzimmer wenig verloren. Die Schlafräume sollten gemütlich eingerichtet, halbwegs schallisoliert und wohltemperiert sein: nicht zu heiß und nicht zu kalt, also etwa 18 bis 20 Grad.

- In den Ferien kann eine Schlafkur helfen: Zwei bis drei Wochen abends zu Bett gehen, wenn man müde wird, morgens möglichst noch mal umdrehen, wenn man früh wach wird, und keinesfalls einen Wecker stellen oder morgendliche Termine ausmachen.

- Nach einer Zeit mit vielen Belastungen und wenig Schlaf sind Erholungsphasen unbedingt notwendig. Arbeitgeber, die ihre Angestellten häufig auf weite Dienstreisen schicken oder sie für längere Zeit in Überstunden fordernde Projekte einbinden, sollten ihnen danach – auch im eigenen Interesse – bezahlten Sonderurlaub geben.

- Die Zahl der Überstunden ist insgesamt zu begrenzen. Moderne Unternehmer, denen die Gesundheit ihrer Mitarbeiter am Herzen liegt, sollten eine Obergrenze für Überstunden festlegen. Ist diese erreicht, müssen zusätzliche Überstunden durch Freizeit (idealerweise auch durch Schlaf) abgegolten werden.

- Ladenöffnungszeiten müssen wieder verkürzt werden. Nach 21 Uhr muss niemand mehr einkaufen. Und die Beschäftigten des Einzelhandels profitierten auch.

- Schlafstörungen – von denen es offiziell 88 verschiedene gibt – müssen in Zukunft noch effektiver behandelt werden. Zusätzliche Schlaflabore und eine Facharztausbildung in Somnologie (Schlafmedizin) könnten Engpässe in der Versorgung der Patienten beseitigen.

- Nächtlicher Lärm muss reduziert werden. KFZ-Verkehr sollte um Wohngebiete möglichst gut herumgeleitet werden. Nachtflugverbote gehören ausgeweitet und strenger eingehalten.

Kapitel 5
Vom Ende der Schichtarbeit

Wenn die Nacht zum Tag wird

Unlängst verbrachten 22 Menschen mehrere Tage in einem britischen Labor – völlig abgeschottet von der Umwelt. Alles wirkte ganz normal, nur die Uhren gingen falsch. Von außen betrachtet entsprach der Hell-Dunkel-Rhythmus dem eines fremden Planeten. Ein Tag dauerte 28 Stunden.

Drei Mal waren die Stundenzeiger vollständig gekreist, drei künstlich um vier Stunden verlängerte Tage waren absolviert, da nahmen die Biologen um Simon Archer, die sich das Experiment ausgedacht hatten, den Probanden mehrmals Blut ab. Sie wollten schauen, ob und wie stark sich die typische chronobiologische Schwankung der Aktivität der Gene in den Zellen durch den ungewöhnlichen Lebensrhythmus verändert hatte.

Der neue Alltag war nun genau um 12 Stunden gegenüber dem ursprünglichen Rhythmus verschoben. Die Probanden hatten – zumindest von der Außenwelt betrachtet – den Tag zur Nacht gemacht und die Nacht zum Tag. Das blieb nicht ohne Folgen: Die natürliche Schwankung der Genaktivität in ihren Blutzellen hatte sich dramatisch abgeschwächt – um den Faktor sechs. „Mehr als 97 Prozent der rhythmisch aktiven Gene hatten durch den falsch getimten Schlaf ihre Synchronisation verloren", sagt Archer. „Und das erklärt genau, warum wir uns im Jetlag oder beim Arbeiten zur falschen Schicht so schlecht fühlen."

Die hochaktuelle Studie, veröffentlicht im Jahr 2014, zeigt eindrucksvoll, was wir unserem Körper zumuten, wenn wir häufig zu einer Zeit arbeiten, in der der Körper eigentlich auf Schlaf und Ruhe aus ist. Und sie ist dabei nur das letzte Ausrufezeichen in einer endlosen Reihe ähnlicher wissenschaftlicher Arbeiten: An der Erkenntnis, dass wir nicht dafür gemacht sind, nachts zu arbeiten, gibt es nicht mehr den geringsten Zweifel.

Letztlich gibt es keinen Bereich des Stoffwechsels, des Immunsystems oder des Nervennetzes, der nicht den Signalen innerer Uhren folgt. Die Desynchronisation innerer Rhythmen, wie sie Archer und Kollegen gerade erst beobachten konnten, ist der Kern aller Probleme mit Schicht- und Nachtarbeit, aber auch mit den häufigen Jetlags, denen beispielsweise Piloten, Flugbegleiter und manche Geschäftsleute ausgesetzt sind.

Wichtige Zeitgeber wie Licht, Aktivität und Nahrungsaufnahme liefern beim Arbeiten zur falschen Zeit widersprüchliche Signale. Die *master-clock* und die vielen untergeordneten biologischen Chronometer der Organe verlieren durch den permanent falschen Input von außen ihren rhythmischen Zusammenhalt. Es schadet, wenn wir immer dann essen, nachdenken, schlafen oder uns bewegen, wenn Körper und Geist das Gegenteil erwarten. Das komplexe Räderwerk des Zeitgefühls, das die vielen aufeinander abgestimmten Rhythmen des Körpers bilden, gerät durcheinander. Das macht auf Dauer krank.

In diesem Kapitel möchte ich auf genau dieses Problem eingehen. Und ich möchte versuchen, einen Weg heraus aus einem der größten Dilemmata unsere Zeit zu finden: dass wir unsere Nacht immer häufiger zum Tag machen.

Wie sich innere Uhren justieren

Die häufigsten Fragen, die ich im Anschluss an meine Vorträge zu inneren Uhren und dem Schlaf beantworten darf, kreisen alle um das gleiche Thema: Kann ich meinen natürlichen Rhythmus verstellen? Kann man aus einer Lerche eine Eule machen und umgekehrt? Kann man zumindest theoretisch seine Hochs und Tiefs gezielt an die Anforderungen wechselnder Schichten anpassen und so den Gesundheitsgefahren eines Lebens gegen die Zeit vorbeugen?

Die Antwort ist immer die Gleiche: ein zurückhaltendes „Ja und nein". Zwar kann man sein inneres Zeitgefühl ein wenig neu justieren. Doch gleichzeitig drängt es die innere Rhythmik immer wieder zurück in das angeborene Grundmuster. Zudem stößt das Austricksen der inneren Uhrwerke rasch an seine Grenzen. Bis zu zwei Stunden lässt sich ihr Auf und Ab an einem Tag nach vorne oder hinten stellen, lautet die Faustformel. Mehr nicht.

Die Grundidee hinter der zeitlichen Umorientierung ist simpel: Dass innere Uhren Zeitgeber von außen benötigen, um möglichst genau zu gehen, habe ich bereits ausführlich erklärt. Der wichtigste Zeitgeber ist helles Tageslicht, das wir mit den speziellen, erst vor wenigen Jahren entdeckten Melanopsin-Zellen in der Netzhaut des Auges registrieren. Deren Signal wirkt direkt auf das Bündel der rhythmisch aktiven Nervenzellen im Mittelhirn. Je nach Genaktivitätsmuster, das die innere Tageszeit der dortigen Zellen widerspiegelt, führt Tageslicht dort zu einer Beschleunigung, einer Verlangsamung oder schlicht zu einer Verstärkung des biologischen Rhythmus.

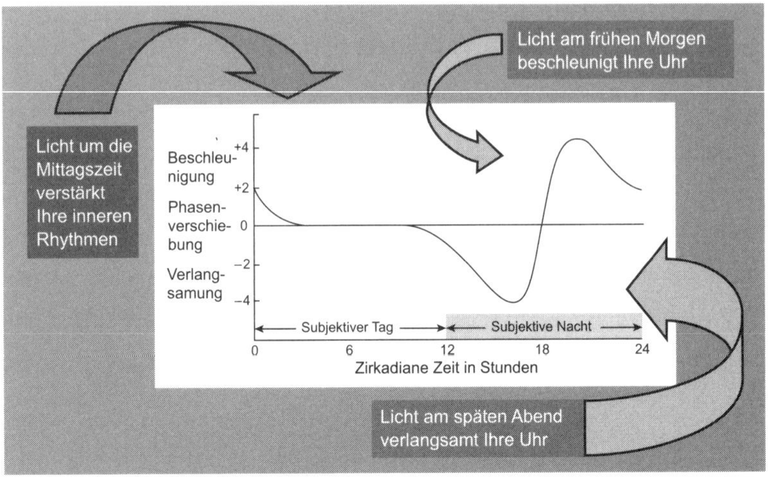

Zeitgeber Licht – Wie Tageslicht die inneren Uhren verstellt. Die sogenannte zirkadiane Zeit steht beim individuellen Tagesanbruch auf null (Aufstehen ohne Wecker). In der Mitte der subjektiven Nacht, die der individuell verschiedenen Schlafmitte an arbeitsfreien Tagen entspricht, kippt die Wirkung von Licht. Vor diesem Moment stellt es die inneren Uhren zurück, danach stellt es sie vor. Um die subjektive Mittagszeit verstellt Licht die Uhren nicht, verstärkt dafür aber ihren Ausschlag.

Etwas schwächer wirken das Timing unserer Mahlzeiten sowie sportliche Aktivität zu bestimmten Zeiten, da sie über Rückkopplungsschleifen innerhalb des Körpers die Zellen der *masterclock* beeinflussen. Selbst Dunkelheit kann das innere Tempo verschieben. Als zusätzlicher starker Zeitgeber dient nämlich das körpereigene Hormon Melatonin, das nachts ausgeschüttet wird, sofern es bereits richtig dunkel ist.

Möchten Sie nun Ihre inneren Uhren möglichst weit vorstellen, etwa weil demnächst das Arbeiten in einer Frühschicht ansteht oder Sie mit dem Flugzeug nach Korea reisen, sollten Sie alle Zeitgeber gezielt so einsetzen, dass Ihre inneren Uhren „denken“, sie tickten zu langsam, und einen kleinen Zwischenspurt einlegen.

Sie sollten deshalb morgens und – sofern Sie bereits wach sind – in der späten Nacht Lichtduschen nehmen. Hier kann ein Wecker tatsächlich mal hilfreich sein. Gehen Sie dazu am besten noch vor dem Frühstück eine Runde ohne Sonnenbrille nach draußen. Ist es im Winter noch dunkel, setzen Sie eine Lichttherapie- oder Tageslichtlampe ein. Vom Nachmittag bis in die frühe Nacht ist helles Licht hingegen zu meiden. Setzen Sie zur Not eine Sonnenbrille auf und dimmen Sie künstliche Beleuchtung jeder Art so weit es geht herunter – auch das TV-Gerät oder den Computermonitor.

Unterstützend wirken Mahlzeiten und Sport: Frühstücken Sie möglichst früh und gehaltvoller als gewöhnlich. Verlegen Sie das Fitnessprogramm auf den Vormittag. Nehmen Sie das Mittag- und Abendessen zwei Stunden früher als sonst ein und lassen Sie den Abend ruhig ausklingen. (Dazu mehr im letzten Kapitel.) Nun sollten Sie bereits ungewöhnlich früh müde werden. Im Idealfall schaffen Sie es, ein bis zwei Stunden früher als sonst zu Bett zu gehen und entsprechend früher am nächsten Morgen fit zu sein.

Theoretisch können Sie die Umstellung noch etwas forcieren, indem Sie vor dem Zubettgehen geringe Mengen künstliches Melatonin einnehmen. Hierzulande ist die Substanz wie gesagt allerdings verschreibungspflichtig – und das zu Recht. Denn es ist noch immer nicht geklärt, ob Melatonin auch auf Dauer ohne Nebenwirkung bleibt. Das größte akute Risiko ist, dass eine falsch getimte Einnahme das innere Zeitgefüge durcheinander bringt, anstatt es gezielt in die gewünschte Richtung zu verschieben.

Wiederholen Sie das gesamte Programm in den folgenden Tagen. Dann kann es Ihnen gelingen, noch etwas früher müde und auch früher wach zu werden. Reisen Sie anschließend tatsächlich nach Korea, passt Ihre innere Zeit schon deutlich besser zu den dortigen Sonnenauf- und -untergängen. Bleiben Sie aber daheim, stößt das Ganze rasch an seine Grenzen, weil – ähnlich wie bei der Umstellung auf die Sommerzeit – die Sonne und damit das chronobiologisch so wichtige Timing des Tageslichts nicht mitzieht.

Das eben beschriebene Verfahren ist aufwändig und in seiner Wirkung limitiert. Moderate Lerchen können sich damit zum Beispiel in eine extreme Lerche verwandeln. Chronobiologisch gesehen sollte ihnen daraufhin das Arbeiten in einer Frühschicht von 6 bis 14 Uhr keine gesundheitlichen Probleme mehr bereiten. Wenn Sie dann noch darauf achten, während der Frühschicht mit Tageslichtlampen zu arbeiten, und nachmittags und abends helles Licht meiden, dürften Sie den frühen Rhythmus sogar längere Zeit beibehalten können.

Auf eine Nachtschicht von 22 bis 6 Uhr könnten sich die gleichen Menschen mit diesem Programm zur Vorverlagerung ihres Rhythmus aber schwerlich einstellen. Und auch der umgekehrte Weg, sich mit einer deutlichen Zurückverlagerung der inneren Zeit an einen solchen Arbeitsrhythmus von der anderen Seite zu nähern, also immer eulenhafter zu werden, dürfte bei Lerchen scheitern. Dazu sind ihr angeborener und der benötigte neue Rhythmus schlicht zu weit voneinander entfernt.

Selbst wenn Lerchen also konsequent alles täten, was ihre Bio-Zeitmessung verzögerte, wenn sie also vormittags die Dunkelheit suchten, gehaltvolle Mahlzeiten frühestens mittags zu sich nähmen sowie abends und in der frühen Nacht viel ans helle Tageslicht gingen oder in eine Lichttherapielampe blickten und viel Sport trieben: Sie würden sich chronobiologisch allenfalls in einen Durchschnittstyp oder eine moderate Eule verwandeln. Als solche kämen sie dann immerhin für Spätschichten von 14 bis 22 Uhr in Frage, nicht jedoch für Nachtschichten.

Wer ohnehin zur großen Gruppe des Durchschnitts und der moderaten Eulen gehört, für den ist die klassische Spätschicht schon von Natur aus kein Problem. Solchen Menschen kann es darüber hinaus sogar gelingen, ihre inneren Uhren so weit zurückzudrehen, dass sie sich ohne großes Leistungsdefizit und vermutlich auch ohne Gesundheitsrisiko auf Nachtschichten einlassen können.

Diesen Menschen fällt es deshalb auch ungleich leichter, sich an einen Jetlag zu gewöhnen oder ihn im Vorfeld abzumildern, wenn sie nach Westen fliegen, also zum Beispiel in die USA.

All diese Erkenntnisse über die Verschiebung innerer Rhythmen und den Einfluss, den der Chronotyp darauf hat, sind ebenso faszinierend wie einleuchtend. Umso erstaunlicher, dass sie bis heute in der modernen Schichtarbeits- und Reiseplanung praktisch keine Berücksichtigung finden. Manager hetzen hemmungslos um den Globus, und zahllose Angestellte werden rund um die Uhr rotierenden Schichten ausgeliefert.

Es wird höchste Zeit, das zu ändern.

Kampf dem Jetlag

Im Jahr 2000 sorgten die Chronobiologen Hajime Tei aus Tokio und Michael Menaker aus Charlottesville, USA, unter Kollegen für Heiterkeit und Stirnrunzeln zugleich. Die beiden hatten mit ihren Teams gentechnisch veränderte Ratten beobachtet, deren innere Uhren ihren Takt mit Hilfe eines Leuchtstoffs anzeigten.

Immer wenn nun ein Gen aktiv war, das eine bestimmte innere Uhrzeit anzeigt, wurde auch ein eingepflanztes Glühwürmchen-Gen aktiv: Die Zellen setzten daraufhin den Bauplan für einen Leuchtstoff um und begannen zu leuchten wie ein Glühwürmchen. Dann setzten die Forscher die Tiere einem deutlichen Jetlag von sechs Stunden aus und beobachteten, wie die Zeitmessung der einzelnen Organe reagierte. Sie mussten ja nur noch darauf achten, wann die Zellen leuchteten und wann nicht.

Was sie nun entdeckten, erklärt sehr gut, warum uns Jetlags so fertigmachen. Der zentrale Zeitmesser im Gehirn passte sich zwar binnen sechs Tagen gleichmäßig an die neue Zeit an. Die Uhren in Lunge und Muskulatur taten sich mit ihrer Anpassung aber schon deutlich schwerer und verloren zwischenzeitig den gemeinsamen Takt. Doch vor allem dem Zeitgefühl der Leber konnte man gar nicht mehr trauen. Sie gewöhnte sich erst viele Tage später an den Zeitversatz als alle anderen Organe.

Chronobiologen kalauern seitdem: „Wenn ein Mensch aus Europa nach New York reist, kommt sein Gehirn nach fünf Tagen an, seine Leber braucht zwei Wochen.“ Das klingt lustig, hat aber einen ernsten Hintergrund. Denn schon Menaker und Tei folgerten, das, was sie beobachtet hatten, könne nicht gesund sein. Und es sei vermutlich genau der Grund, warum häufige Jetlags oder Schichtarbeit viele Menschen auf Dauer krank machen.

Tatsache ist: Berufsflieger, etwa das Personal internationaler Fluggesellschaften, weisen verringerte Lern- und Gedächtnisleistungen auf. Ihre Stresshormonwerte sind erhöht. Und es gibt sogar Hinweise, dass ihr Gehirn schrumpft, vermutlich weil durch das permanente Leben gegen die Zeit vermehrt Nervenzellen absterben.

Im Experiment mit Mäusen konnten Forscher aus den USA diese Vermutung im Frühjahr 2014 sogar bestätigen: Sigrid Veasey und Kollegen setzten die Tiere einige Tage einem Lebensrhythmus aus, wie er dem von menschlichem Flugpersonal oder Schichtarbeitern entspricht. Danach waren in einem wichtigen Hirnknoten namens *Locus Coeruleus* rund ein Viertel der Nerven zugrunde gegangen. Dieser Hirnknoten reguliert unsere Aufmerksamkeit und den inneren Erregungszustand. Er steht am Anfang des Arousal-Systems, das uns in Momenten, die uns fordern, wach hält.

Schon dieses Resultat ist keine gute Nachricht für Menschen, die oft zur falschen Zeit arbeiten müssen oder Schlafstörungen haben. Es könnte erklären, wieso Piloten und Schichtarbeiter langfristig ein erhöhtes Risiko für Insomnie haben. Doch es kommt noch schlimmer: Veasey betont, dies sei der erste direkte Hinweis, dass chronischer Schlafmangel irreversible Schäden im Gehirn bewirke. Und sie schließt nicht aus, dass auch andere Hirnteile als das Aufmerksamkeitszentrum betroffen sind.

Immerhin gibt es ein einfaches Gegenmittel: Dürfen Piloten und Flugbegleiter sich nach Reisen über mehr als sieben Zeitzonen hinweg regelmäßig zwei Wochen ohne Jetlag regenerieren, waren in der älteren Studie, die bei Vielfliegern eine Abnahme der Gehirnmasse diagnostiziert hatte, keine negativen Effekte mehr messbar. Diese treten nur auf, wenn Arbeitgeber ihren Angestellten nach ähnlichen Belastungen immer wieder nur fünf

Tage oder weniger Erholung gönnen. Und auch das aktuelle Tierexperiment zeigt: Die Nervenzellen der Mäuse haben einen molekularen Schutzmechanismus eingebaut, der sie vor negativen Folgen eines kurzfristigen Schlafentzugs bewahrt. Erst wenn der Mangel chronisch wird, versagt dieses System.

Berufsflieger, Schichtarbeiter und deren Vorgesetzte sollten also aufgeklärt werden, dass häufige Jetlags und Nachtschichten keine Lappalie sind, sondern für Körper und Geist ziemlich ungesunder Dauerstress. Langfristig richten sie unwiederbringliche Schäden an, sofern es an nötigen Pausen für das biologische Uhrwerk und das Auffüllen des Schlafkontos fehlt.

Deshalb ist die wichtigste Vorsorgemaßnahme für Vielreisende, Schicht- und Nachtarbeiter: den inneren Uhren Gelegenheit geben, sich zu justieren und am Rhythmus der natürlichen Umgebung auszurichten – selbst jenen in der Leber.

Bei zukünftigen Streiks sollte Cockpit, die Pilotengewerkschaft der Lufthansa, vielleicht nicht wie im Jahr 2014 dafür kämpfen, dass die Mitglieder schon mit 55 Jahren in Rente gehen können, sondern sich für längere Pausen einsetzen. Dann schaffen es vermutlich auch viel mehr Piloten als heute, trotz ständiger Zeitumstellung bis ins normale Rentenalter gesund zu bleiben.

Strategien gegen den Jetlag gibt es viele: Wer nur kurz verreist, versucht am besten gar nicht erst, sich an die neue Zeitzone anzupassen. Dann sollte man bei der Planung wichtiger Termine allerdings darauf achten, dass sie nicht gerade mitten in der heimatlichen Nacht liegen. Bei Reisen in den Westen sind Vormittagstermine gut, bei Reisen gen Osten eignen sich je nach Entfernung eher Termine am Nachmittag oder Abend.

Als die deutsche Fußballnationalmannschaft im Oktober 2010 im 3800 Kilometer entfernten und vier Zeitzonen vorauseilenden

Astana gegen Kasachstan antreten musste, einigte man sich deshalb auch auf einen Anpfiff erst um 23 Uhr Ortszeit. In Deutschland war es dann gerade 19 Uhr, was nicht nur den heimischen Fernsehzuschauer freute, sondern auch die inneren Uhren der Sportler.

Auch das Abschlusstraining am Vortag wurde übrigens für 23 Uhr angesetzt. Zu Bett gingen die Fußballer erst um 3 Uhr nachts. Schlafen sollten sie bis 13 Uhr. Die Hotelzimmer wurden extra abgedunkelt. Offenbar hat die Strategie, die heimische Zeitzone einfach mitzunehmen, funktioniert. Die Deutschen gewannen 3 : 0. Im März 2013 wiederholten sie das Procedere mit derselben Akribie. Wieder sprang ein 3 : 0 heraus.

Dauert die Reise länger, hat es Sinn, seine inneren Uhren schon im Vorfeld ein Stück vor (Flug nach Osten) oder zurück zu stellen (Flug nach Westen). Wie das funktioniert, habe ich geschildert. Zur Unterstützung unterwegs gibt es sogar Schirmmützen mit eingebauten hellen Leuchten, die Reisende bereits im Flugzeug für die individuellen Lichtduschen zur rechten Zeit aufsetzen können. Die Flugzeugbauer Boeing und Airbus bieten in ihren neuesten Modellen eine Deckenbeleuchtung an, die Sonnenauf- und -untergänge sowie das helle Tageslicht simulieren kann. Und die Fluggesellschaft Delta Air experimentiert seit 2013 mit Lichtduschen für Fluggäste.

Allerdings sollten Reisende beim Timing ihrer Lichtduschen unbedingt beachten, ob sie eher zur Eule oder zur Lerche tendieren und wie weit sie ihre inneren Uhren bereits im Vorfeld an die neue Zeitzone angepasst haben. Sonst kann zum Beispiel frühmorgens eingesetztes Licht in Ostasien für die inneren Uhren bereits spätabendliches Licht bedeuten, und die Lichtdusche verschiebt den Rhythmus in die falsche Richtung.

Nach der Ankunft ist die wichtigste Regel: So viel es geht und möglichst lange ans Tageslicht, dabei viel bewegen und schon zum Frühstück ordentlich essen, damit die inneren Uhren deutliche Zeitgebersignale erhalten und sich rasch umstellen. Nur bei weiten Reisen gen Osten kann es sinnvoll sein, morgens erst mal im abgedunkelten Hotelzimmer zu bleiben oder sich eine Sonnenbrille aufzusetzen.

Durchschnittliche Chronotypen, deren Schlafmittelpunkt an arbeitsfreien Tagen etwa bei 4 Uhr nachts liegt und die um acht Zeitzonen nach Osten gereist sind, sollten zum Beispiel am ersten Tag in der neuen Zeitzone vor 12 Uhr (vier plus acht) helles Licht meiden – zumindest wenn sie sich überhaupt nicht chronobiologisch auf die Reise vorbereitet haben. Ab 12 Uhr ist eine Lichtdusche indes sehr zu empfehlen. Am nächsten Tag kann das Ganze dann bereits ein bis zwei Stunden früher passieren, und so fort.

Der niederländische Chronobiologe Eus van Someren berichtete in einem Interview der Wochenzeitung *Die Zeit* vom Hotel Okura in Amsterdam, das Seminare zur Jetlag-Prävention anbiete. Dort könnten sich Gäste Lichttherapielampen borgen, um sie zur geeigneten Zeit zum Arbeiten oder Lesen mit aufs Zimmer oder für den Sport mit in den Fitnessraum zu nehmen. Zudem gebe es „spezielle Jetlag-Mahlzeiten“: Zum Frühstück serviere man „Brot mit Räucherlachs, gekochtes Huhn und viel Käse“. Das sei „deutlich proteinreicher, als es die meisten Menschen gewöhnt sind, doch für Übernächtigte genau das Richtige.“ Mittags sei hingegen „leichte Pasta“ angesagt.

Ob man in dem hippen Amsterdamer Jetlag-Seminar aber auch den wichtigsten Punkt lernt, hat van Someren verschwiegen: einfach mal eine Pause einlegen.

Wäre ich Arbeitgeber, würde ich meine Angestellten jedenfalls bereits zwei oder drei Tage vor wichtigen Terminen in Japan oder Brasilien losschicken. Vielleicht nehmen sie sich dabei etwas Arbeit mit. Oder sie machen einfach etwas Urlaub auf Firmenkosten. Im Gegenzug bekäme man hochmotivierte und gesunde Mitarbeiter – und exzellente Verhandlungsergebnisse.

Denn erst dann wären sie zur Stunde X, wenn ihr voller Einsatz erwartet wird, hundertprozentig fit. Bei weniger wichtigen Terminen hingegen ließen sich die Reisekosten gleich gänzlich einsparen. Eine Telefonkonferenz wäre vollkommen ausreichend.

Gesundheitsrisiko Schichtarbeit

Ich habe es in diesem Buch schon mindestens fünf Mal erwähnt und gehe Ihnen damit vermutlich längst auf die Nerven: Chronischer Schlafmangel sowie Nacht- und Schichtarbeit gehören zu den größten Gesundheitsrisiken unserer Zeit. Wer regelmäßig nachts oder in wechselnden Schichten arbeiten muss, verringert seine Lebenserwartung. Er riskiert Stoffwechselkrankheiten wie Diabetes oder Fettsucht, Herz-Kreislauf-Leiden, Schlaf- und Verdauungsstörungen, psychische Leiden aller Art und Krebs.

Gerade die psychischen Leiden, aber auch längst bekannte Auffälligkeiten bei langjährigen Schichtarbeitern wie eine gesteigerte Reizbarkeit, sowie verringerte Reaktions-, Lern- und Konzentrationsleistungen, lassen sich sehr gut durch den Verlust von Nervenzellen erklären, wie er gerade erst im Mäuseexperiment entdeckt wurde. Es gibt im Englischen sogar ein eigenes Krankheitsbild, „shift-work sleep disorder“ genannt, bei dem Menschen nachts, wenn sie arbeiten sollen, permanent einschlafen und tagsüber nicht schlafen können. Auf Deutsch spricht man von einer zirkadianen Schlaf-Wach-Rhythmusstörung.

Allein das chronische Schlafdefizit der Nacht- und Schichtarbeiter sorgt bereits für einen spürbaren Anstieg ihres Krankheitsrisikos. Zusätzlich – und medizinisch gesehen sogar völlig unabhängig davon – trägt die Desynchronisation der inneren Rhythmen, also die Störung des chronobiologischen Systems, auf Dauer zur üblen Statistik bei.

Der *Spiegel* schrieb schon im Jahr 1978, Schichtarbeit sei „Raubbau an der Gesundheit". Daran hat sich bis heute nichts geändert: „Schichtarbeiter haben ein erhöhtes Risiko für nahezu jede Erkrankung", sagt der Berliner Chronobiologe Dieter Kunz. „Die Wechselschicht ist ein Killer", urteilt die britische Biologin Josephine Arendt, die schon viele Schichtarbeiter untersucht hat, unter anderem Menschen, die auf Ölbohrplattformen arbeiten und besonders stark rotierende, lange Schichten erdulden müssen.

Schlafforscher Frank Scheer von der Harvard University, USA, formuliert es nüchterner, sagt aber letztlich das Gleiche: „Es gibt starke Belege, dass Schichtarbeit mit einer Reihe ernsthafter Gesundheitsprobleme im Zusammenhang steht". Und sein Kollege Charles Czeisler erinnerte gerade erst in dem bereits erwähnten *Nature*-Kommentar daran, dass die Weltgesundheitsorganisation WHO das Arbeiten in Nachtschichten sicher nicht ohne Grund als potenziellen Krebsauslöser eingestuft hat.

Angesichts dieser erdrückenden Faktenlage schockiert es schon, wenn im Jahr 2013 die Bundesregierung auf eine Anfrage der Linksfraktion antwortet: Immer mehr Deutsche arbeiten am Wochenende oder nachts. Die Zahl der Schichtarbeiter habe sich in Deutschland zwischen den Jahren 2001 und 2011 von 4,8 auf 6 Millionen erhöht. Ein verheerender Trend!

Ernüchternd ist auch der Blick in den Alltag vieler deutscher Firmen, die im Schichtdienst arbeiten lassen: „Wir machen in unserem Unternehmen ja genau das Falsche", bemerkte eine fassungslose Betriebsärztin während eines Workshops über innere Uhren, auf dem ich vergangenes Jahr sprach. „Wir zahlen Schichtarbeitern sogar noch einen Bonus, wenn sie ihre Ruhezeit im Schichtwechsel unterbrechen, um einen kranken Kollegen zu vertreten. Wir müssten sie stattdessen belohnen, wenn sie sich in der Zeit so richtig ausschlafen."

Die Dame hat ein grundsätzliches Problem erkannt. Anstatt die unerhört wichtigen arbeitsfreien Zeiten mit immer neuen Tricks zu verkürzen, sollten vorausschauende Schichtplaner in Zukunft deutlich längere Zeiträume für die Regeneration ihrer toxisch gestressten und aus dem Takt geratenen Mitarbeiter vorsehen. Im Idealfall müssen die Firmen zum Ausgleich noch nicht einmal neue Mitarbeiter einstellen. Auf lange Sicht sollte in ihrem Betrieb die Zahl der Langzeitkrankschreibungen spürbar zurückgehen.

Am Rande desselben Workshops sprach ein Betriebsrat ein weiteres Problem an: „Eigentlich müssen finanzielle Anreize für das Arbeiten in Wechselschichten grundsätzlich verboten werden. Es ist doch absurd, Menschen dafür zu bezahlen, dass sie sich krank arbeiten." Auch dieser Aussage stimme ich unumwunden zu – wenngleich sich dann vermutlich niemand mehr finden würde, der beispielsweise die extremen Schichtpläne auf Ölbohrplattformen oder in U-Booten akzeptiert.

Das deutsche Arbeitszeitgesetz schreibt jedenfalls ausdrücklich vor, dass während der Nacht geleistete Arbeit durch Freizeit oder einen Lohnzuschlag ausgeglichen werden muss. Mehr Freizeit ist chronobiologisch sinnvoll. Es ist nicht nur ein attraktiver Anreiz, es schützt auch die Gesundheit. Mehr Geld ist dagegen klar kontraproduktiv, denn es verleitet Menschen dazu, immer mehr Schichtarbeit anzunehmen, was ihr Krankheitsrisiko irgendwann exponentiell erhöht.

Regelrecht bedrückend mutet angesichts dieser Fakten an, dass gerade Berufsgruppen, die routinemäßig Schichtdienst leisten müssen, vergleichsweise schlecht bezahlt werden: Krankenpfleger oder Polizisten zum Beispiel. Wird auf diesem Weg womöglich sanfter Druck aufgebaut, damit niemand auf die Schichtzulage verzichten mag?

Menschen mit finanziellen Boni in die Schichtarbeit zu locken oder diese so schlecht zu bezahlen, dass ohne Zulagen zu wenig Geld herausspringt, ist ein Rückgriff auf die Methoden des frühen industriellen Zeitalters, als die Not armer Menschen ausgenutzt wurde und sie oft zu unwürdigen Bedingungen rund um die Uhr schuften mussten. Gäbe es statt Schichtzulagen nur noch zusätzliche Freizeit als Ausgleich, wäre für die Wahl der bevorzugten Arbeitszeit sicher nicht so oft die Bezahlung ausschlaggebend. Vielleicht entschieden Angestellte dann danach, wie gut die Arbeitszeit zum angeborenen Tempo ihrer inneren Uhren passt.

Auch wenn der Gesetzgeber Schichtzulagen so bald nicht verbieten wird, so hat er immerhin die grundsätzliche Gefahr des nächtlichen Arbeitens erkannt. In Paragraph 6 des deutschen Arbeitszeitgesetzes heißt es: „Die Arbeitszeit der Nacht- und Schichtarbeit ist nach den gesicherten arbeitswissenschaftlichen Erkenntnissen über die menschengerechte Gestaltung der Arbeit festzulegen.“ Zu dumm nur, dass in diesem Bereich bislang nur eines gesichert ist: So wie Nacht- und Schichtarbeit heute fast überall durchgeführt werden, sind sie eben gerade nicht menschengerecht. Arbeitsrechtliche Folgen hat das erstaunlicherweise trotz des Gesetzes nicht.

In Zukunft dürften auch die regelmäßigen arbeitsmedizinischen Untersuchungen wenig helfen, die Nacht- und Schichtarbeitern inzwischen zustehen. Zumal es noch immer verbreitete Praxis sein soll, dass Firmen ihre Mitarbeiter über diese Rechte gar nicht erst aufklären. Auch das ist übrigens gesetzeswidrig. Gut sichtbare Aushänge des Arbeitszeitgesetzes finden sich in vielen Firmen genauso wenig wie sorgfältig geführte Register mit all den Arbeiten, die außerhalb gängiger Zeiten ausgeführt wurden.

Das Arbeitszeitgesetz muss also dringend überarbeitet, gründlicher ausgelegt und seine Einhaltung besser überwacht werden. Immerhin ist die Wissenschaft gerade dabei, die nötige Basis für eine sinnvolle Anpassung zu liefern: Noch nie verstand man so gut wie heute, wann wir individuell gesehen arbeiten sollten und wie wir das innere Timing unserer Leistungsfähigkeit gezielt verschieben können.

Nur die soliden, statistisch sauberen und äußerst aufwändigen großen Studien zur Auswirkung neuer Schichtmodelle fehlen noch. Wir müssen noch ein paar Jahre warten, bis uns die Chronobiologen den Weg in die Schichtarbeit der Zukunft zeigen. Bis dahin heißt es: schon mal ausprobieren, wie das Arbeiten bei Nacht so wenig ungesund wie möglich werden könnte.

Immerhin arbeiten die Wissenschaftler fieberhaft an dem Problem. Erste Pilotstudien sind abgeschlossen. Darin wurden aber nur bisher übliche Schichtsysteme verglichen und keine Alternativmodelle erprobt. Die Resultate sind eher widersprüchlich. Große Firmen wie Thyssen-Krupp, Volkswagen oder Daimler-Benz kooperieren mit den Forschern. Und hoffentlich wagt man sich schon bald an völlig neue Konzepte.

Natürlich muss man unterscheiden, was mit Schichtarbeit im Einzelfall gemeint ist: Läuft eine Fabrik im Zweischichtbetrieb, arbeiten die Menschen darin zum Beispiel von 6 bis 14 und von 14 bis 22 Uhr. Im vorigen Kapitel habe ich ausführlich erklärt, dass man für diese Zeitfenster eigentlich immer Menschen finden sollte, deren innerer Rhythmus nahezu perfekt in den betrieblichen Ablauf passt. Lässt man sie dann auch tatsächlich in der passenden Schicht arbeiten oder sich ihre Arbeitszeit im vorgegebenen Fenster frei nach ihrem biologischen Rhythmus wählen, sollten die Krankheitsrisiken weitgehend verschwinden.

Streng genommen müsste man das Ganze dann auch gar nicht mehr als Schichtarbeit bezeichnen.

Und wenn hochflexible Gleitzeiten unmöglich sind – etwa weil ein Fließband gleichbleibend besetzt sein muss –, dann sollte man die Menschen nicht zwischen den Schichten hin und her wechseln lassen, sondern nach ihrem Chronotyp dauerhaft auf eine passende Schicht verteilen: Lerchen oder Lerchenhafte sollten in der Frühschicht arbeiten, Eulen oder Eulenhafte in der Spätschicht.

Sehr viel komplizierter wird die Sache, wenn die Arbeit rund um die Uhr erledigt werden muss. Doch auch hier weiß Chronobiologe Till Roenneberg Rat, der seit einigen Jahren, unterstützt von der Europäischen Union, an neuen Konzepten zur weniger ungesunden Schichtarbeit forscht: „Frühtypen, die morgens ohnehin nicht lange schlafen können, übernehmen die Frühschicht, Spättypen die Nachtschicht.“ Die dazwischen liegende Spätschicht belaste „sowieso fast niemanden“.

Noch muss der Chronobiologe natürlich belegen, dass seine Idee sich auch im Praxistest bewährt. Aber die Theorie hat er eindeutig auf seiner Seite. Wie Roenneberg neben anderen gezeigt hat, tickt die große Mehrheit der Menschen hierzulande für die jetzigen Arbeitszeiten zu spät und geht so wenig ans Tageslicht, dass sie meist erst abends zur Hochform aufläuft. Laut Statistik haben unglaubliche 93 Prozent der normalen Bürger derzeit sogar ein Problem mit den durchschnittlichen Arbeitszeiten von 9 bis 17 Uhr. Eine Spätschicht würde viel besser zu ihrem inneren Tempo passen.

Allerdings kollidiert diese dann wieder mit unserer gewohnten Freizeitplanung, die starr auf den Vorabend und Abend fixiert ist. Deshalb erinnere ich an dieser Stelle gerne noch mal an die Forderung aus dem dritten Kapitel, mehr Freizeitaktivitäten in den Vormittag zu verlegen und insgesamt die Angebote für Hobbys aller Art über den ganzen Tag zu verteilen.

Theoretisch ließe sich die Belastung des Arbeitens während der Nachtschicht sogar noch besser auf die beiden extremen Chronotypen verteilen, wenn man den Beginn der Frühschicht auf 4 Uhr vorziehen würde. Dann müssten die Lerchen für ihr inneres Tempo zwar ein wenig zu früh aufstehen und die Eulen ein wenig zu spät zu Bett gehen, aber zusammengenommen wäre die Belastung vermutlich recht gering und auf möglichst viele Schultern verteilt.

Nun hätten allerdings die Angestellten des Personen-Nahverkehrs ein Problem, weil sie vermehrt im Zeitraum um 4 Uhr nachts benötigt würden. Schon dieses Detail macht klar: Wer sich an die Entwicklung zukünftiger Schichtpläne macht, hat eine Menge zu bedenken. Zum einen sollten möglichst viele Menschen gemäß ihrem Chronotyp arbeiten, zum anderen muss die Gesellschaft das Maß an Nachtarbeit insgesamt so weit wie möglich reduzieren.

Die große Kunst wird sein, beides zugleich zu lösen oder – da dieses fast unmöglich erscheint – einen pragmatischen Kompromiss zu finden.

Wake-up-Plan 5
Deine Nacht, meine Nacht

„Die Kosten durch Schäden an der Volksgesundheit, die durch das Arbeiten außerhalb der Phasen unserer biologischen Uhren entstehen, sind gegenwärtig wohl unkalkulierbar", schrieben die britischen Chronobiologinnen Josephine Arendt und Shantha Rajaratnam schon vor mehr als zehn Jahren in einem vielbeachteten Artikel für das führende Mediziner-Magazin *Lancet*. Was damals vielleicht noch etwas provokativ gemeint war, unterschreiben heute alle Chronobiologen und viele Volkswirtschaftler.

Fatalerweise seien die Gesundheitsrisiken noch nicht einmal der einzige Kostenfaktor, bemerken die Britinnen. Allein die Unfälle, die auf Übermüdung zurückzuführen sind, schlügen weltweit mit 80 Milliarden US-Dollar zu Buche. Schläfrigkeit gilt inzwischen als Ursache Nummer eins bei Verkehrsunfällen. Auch Produktivität und Effizienz der Arbeit zur falschen Zeit lassen zu wünschen übrig.

Aus dem gleichen Grund warnte die *New York Times* im März 2013, dass allein der US-amerikanischen Wirtschaft 63,2 Milliarden US-Dollar jährlich verloren gingen, weil chronisch unausgeschlafene Arbeiter weniger produktiv seien als ausgeschlafene. Hinzu kommen aus Sicht der Chronobiologinnen Arendt und Rajaratnam die sozialen Probleme und Konflikte, mit denen viele Menschen zu kämpfen haben, weil sie dann arbeiten müssen, wenn andere ihre Freizeit haben.

Und: Die Katastrophen von Tschernobyl, Three Mile Island und Bhopal sind vermutlich nur die berühmt-berüchtigte Spitze des Eisbergs fürchterlicher Großunfälle, die auf Fehler durch das Arbeiten gegen den Biorhythmus zurückzuführen sind. Alle drei

Fälle ereigneten sich in der tiefen Nacht. Das Überwachungspersonal war gut ausgebildet und hatte zuvor ausreichend geschlafen. Dennoch war die Konzentrations- und Entscheidungsfähigkeit der im Nachtmodus arbeitenden Gehirne wohl zu gering, um im wichtigen Moment die richtige Entscheidung zu treffen.

Also lassen Sie uns wenigstens einige der folgenden *Wake up!* Forderungen gegen das Ausufern von Nacht- und Schichtarbeit sowie Jetlags beachten. So können wir hoffentlich dazu beitragen, dass die Quittung für die 24-Stunden-Gesellschaft etwas weniger hoch ausfällt.

- Das Arbeiten bei Nacht, also in der Zeit von 22 bis 6 Uhr, muss so weit es irgend geht begrenzt werden. Nur in wenigen, besonders wichtigen Berufen, etwa bei Notärzten und Pflegekräften, Feuerwehr und Polizei oder in der Überwachung der Versorgungsinfrastruktur sollte sie weiterhin gestattet sein.

- Insgesamt müssen die meisten Berufsgruppen, die regelmäßig Schicht- und Nachtarbeit leisten, besser entlohnt werden. Schichtzulagen gehören als finanzieller Anreiz hingegen abgeschafft und durch einen Freizeitausgleich ersetzt.

- In Ausnahmefällen, etwa in Theatern, Konzertsälen und Sportstadien, im Postwesen, im Öffentlichen Personen-Nahverkehr oder bei Zeitungsausträgern, sind auch andere Ausschlusszeiten denkbar, etwa von 20 bis 4 oder von 1 bis 9 Uhr. Dann wäre aber eine chronobiologische Berufsberatung empfehlenswert, die ausschließt, dass Menschen mit dem ungeeigneten Chronotyp solche Arbeiten ergreifen.

- Überall wo Nachtarbeit nur dem Komfort der Bevölkerung dient, sollte sie verboten sein: Geschäfte müssen nachts nicht geöffnet haben, Callcenter nicht erreichbar sein (wobei diese sich für ein nächtliches Angebot theoretisch auch auf der anderen Seite der Erde befinden können).

- Rund um die Uhr rotierende Wechselschichten sind überholt, da sie chronobiologischer Unfug sind. Stattdessen sollten Angestellte möglichst nur in Schichten eingesetzt werden, die zu ihrem Chronotyp passen oder von ihnen durch eine leichte Verstellung ihrer inneren Uhren relativ problemlos absolviert werden können. Im derzeit verbreiteten Dreischichtsystem sollten Eulen und moderate Spättypen nur zwischen Spät- und Nachtschichten wechseln, Lerchen und moderate Frühtypen zwischen Früh- und Spätschichten.
- Noch sinnvoller erscheint ein Dreischichtsystem aus einer Frühschicht von circa 4 bis 12 Uhr, einer Tagschicht von 12 bis 20 Uhr und einer Spätschicht von 20 bis 4 Uhr, wobei frühe Chronotypen zwischen Tag- und Frühschicht, späte Chronotypen zwischen Tag- und Spätschicht wechseln würden.
- Denkbar wären auch Vierschichtsysteme, bei denen Angestellte pro Tag nur in einem von vier sechsstündigen Arbeitszeitkorridoren eingesetzt würden. Je nach Chronotyp würden sie dabei regelmäßig zwischen zwei benachbarten Korridoren wechseln, was lediglich eine geringfügige Umstellung ihrer inneren Uhren erforderte.
- Wechseln Angestellte zwischen zwei Schichten, sollten sie eine möglichst lange Pause von zwei oder mehr Arbeitstagen eingeräumt bekommen. Zumindest solange es noch keine 30-Stunden-Woche mit vollem Lohnausgleich gibt, wäre es sinnvoll, diese Pausentage als vollwertige Arbeitstage anzurechnen – an denen die Angestellten keiner anderen bezahlten Tätigkeit nachgehen.

- Angestellte, die eine mehrtägige Geschäftsreise über mehr als drei Zeitzonen hinweg unternehmen, sollten je nach Entfernung ein bis drei Tage früher anreisen. Nach der Rückkehr stehen ihnen ein bis drei Tage bezahlte Pause zu. Bei kurzen Geschäftsreisen sind diese Pausen überflüssig. Geschäftstermine am Reiseziel sind dann möglichst so zu legen, dass sie während der Tageszeit in der Heimat aller Teilnehmer stattfinden.
- Unternehmen sollten möglichst viele Geschäftsreisen durch Telefon- und Videokonferenzen ersetzen. Im Internetzeitalter ist die technische Umsetzung kein Problem.
- Piloten und Flugbegleiter müssen noch besser über die Gefahren von Jetlags aufgeklärt werden. Und sie müssen nach mehreren langen Reisen über mehr als sieben Zeitzonen hinweg, bei denen sich ihre inneren Uhren womöglich mehrfach umstellen mussten, Anspruch auf ausreichend lange Pausen von mindestens zwei Wochen haben. In diesen Pausen sollten sie nicht über mehrere Zeitzonen verreisen.
- Vor einem Schichtwechsel oder einer Fernreise über mehrere Zeitzonen tun wir uns einen großen Gefallen, wenn wir uns mit chronobiologisch geeigneten Lichtduschen sowie einem entsprechenden Aktivitäts- und Ernährungsplan gezielt an die neue Anforderung anpassen. Politik und Unternehmen müssen hier vermehrt in Aufklärung investieren.
- Damit eine ausreichende Vorbereitung auf wechselnde Schichten und eine Abstimmung mit dem sozialen Umfeld möglich sind, müssen Schichtpläne den Angestellten mindestens drei Monate im Voraus bekannt sein. Es gibt schon heute Firmen, die es schaffen, Schichtpläne sechs Monate im Voraus zu erstellen.

- Vermutlich wird man diese Konzepte nicht überall in vollem Umfang umsetzen können. Es lohnt sich aber, herkömmliche Schichtpläne zu überdenken und an die neuen Erkenntnisse anzupassen. Ob die hier vorgeschlagenen Modelle tatsächlich die Gesundheit und Leistungsfähigkeit der Schichtarbeiter weniger stark beeinträchtigen als bisherige Pläne, muss wissenschaftlich überprüft werden. Möglichst viele Unternehmen sollten diese Forschung – auch im eigenen Interesse – finanziell und logistisch unterstützen, etwa indem sie innovative chronobiologisch angepasste Schichtpläne in ihrem Betrieb einführen und die Resultate von Wissenschaftlern auswerten lassen.

Kapitel 6
Macht Schulzeiten für Schüler, nicht für Lehrer!

Von hellwachen Teenies und bettflüchtigen Alten

Das überfüllte, fast rauschende Fest erinnert an die wilden Partys der Studentenzeit. Allerdings labt man sich mittlerweile am Gourmet-Buffet, und der Wein scheint nicht nur vorzüglich, sondern auch bekömmlich zu sein. Eine kleine Combo spielt richtig guten Jazz.

Keine Frage, die Party zum 40. Geburtstag eines alten Freundes ist rundum gelungen. Nur als es auf Mitternacht zugeht, passiert Seltsames: Immer mehr Gäste drucksen herum, werden schweigsam, haben schon lange von Wein zu Wasser gewechselt und gähnen in unbeobachteten Momenten hinter vorgehaltener Hand. Dann wächst die Traube um den Gastgeber. Ein Paar nach dem anderen verabschiedet sich.

Erschreckend viele Babysitter haben plötzlich angerufen oder müssen ohnehin dringend ausgelöst werden. Zahlreiche Gäste hatten am Morgen vor der Party in aller Herrgottsfrühe einen dringenden Geschäftstermin und bauen nun vorzeitig ab. Andere müssen am nächsten Tag sehr früh aufstehen, um ihre Kinder zum Fußballspiel zu fahren. Manche haben schlicht ein bisschen Kopfweh oder eine sehr anstrengende Woche hinter sich: „Du weißt schon, wie das ist." – „Aber es war echt toll bei dir!" – „Ihr feiert ja auch ohne mich noch super weiter."

Es ist noch vor 1 Uhr nachts, da sitzen die Gastgeber allein mit drei hartgesottenen alten Schulfreunden sowie einer übrig gebliebenen jüngeren Schwester zusammen. Sie wundern sich, dass die Party so abrupt zu Ende ist. Seltsam, denken sie, früher haben wir doch auch bis vier gefeiert. Und das sogar mit fast denselben Leuten. War es heute so langweilig?

Natürlich nicht. Die Party war gelungen. Aber Partys enden bei älteren Menschen nun mal früher als bei jüngeren. Als meine Frau und ich todmüde nach Hause kommen, freut sich unser Babysitter: „Super, dass ihr schon da seid. Dann kann ich ja jetzt noch losgehen. Meine Freunde treffen sich gerade auf dem Kiez." (In Hamburg gibt es keine Sperrstunde.) Wir schauen uns gequält an. Das hätten wir früher auch noch geschafft. Aber heute?

Sind die Kinder älter und bessern selbst ihr Taschengeld als Babysitter auf, belastet das gleiche Phänomen die Planung gemeinsamer Familienaktivitäten. Je weiter die Pubertät voranschreitet, desto lieber machen unsere Sprösslinge die Nacht zum Tag. Manchmal, wenn sie spätnachts noch fast taufrisch heimkommen, liegen wir schon seit Stunden schlummernd im Bett.

Am nächsten Morgen dann das umgekehrte Problem: Die Jugendlichen wachen nicht auf. Da sie natürlich nur dann abends so lange wegbleiben dürfen, wenn sie am nächsten Morgen ausschlafen können, frönen sie dieser Lieblings-Wochenendbeschäftigung ausgesprochen gerne. Selbst wenn wir sie erst um 11 oder 12 Uhr wecken, werden wir angemault. Und es dauert noch mindestens eine halbe Stunde, bis die Jugend tatsächlich das Bett verlässt.

Aber wir beklagen uns nicht. Dass der Nachwuchs weder abends zeitig in die Federn hinein- noch morgens herausfindet, ist völlig normal. Wir kennen den chronobiologischen Hintergrund für das extreme Eulentum der Adoleszenten und haben absolutes Verständnis dafür. Es sind des Nachts nämlich weder Renitenz noch Vergnügungssucht für die Munterkeit der Jugendlichen verantwortlich, sondern auf Aktivität getaktete innere Uhren.

Bei Kleinkindern ist es umgekehrt: Wir alle beginnen als Säuglinge mit einem weitgehend entkoppelten, auch die Nacht hindurch tickenden Vier-Stunden-Rhythmus. Nach einem halben bis ganzen Jahr entwickeln wir den dominanten 24-Stunden-Rhythmus, der uns den Rest des Lebens begleitet. Zunächst sind wir dabei allerdings fast alle Lerchen, die ihre unausgeschlafenen Eltern vor allem sonntagmorgens quälen. Mit fortschreitender Adoleszenz, also zwischen dem Eintritt in die Pubertät und dem Beginn des Erwachsenseins, mutieren wir dann stetig zu immer ausgeprägteren Nachtmenschen. Danach wechselt der Trend, und wir werden mit den Jahren zunehmend abends eher müde und morgens früher wach.

Der Chronotyp des Menschen ist also nicht nur genetisch festgelegt, er verändert sich auch auf charakteristische Weise mit dem Alter. Schon im Jahr 2004, nach der Auswertung von nur 25 000 Chronotyp-Fragebögen, zeichnete sich auf den Monitoren der Münchner Forscher um Till Roenneberg eine klare Altersverteilung der mehr oder weniger starken Eulen- oder Lerchenhaftigkeit ab. Diese überlagert das genetisch festgelegte Grundtempo der inneren Uhren in der Bevölkerung.

Offenbar gehört die Umkehr des Einschlaftrends im Laufe des Lebens zu einer systematischen, für jeden Menschen gültigen Entwicklung. Noch ist die genaue Ursache zwar unbekannt, aber vieles spricht für altersbedingte Hormonumstellungen, etwa des Wachstumshormons und der Geschlechtshormone, die auch das Tempo der inneren Uhren beeinflussen.

Adoleszenten bleiben also – entgegen der häufigen Unterstellung ihrer Eltern oder Lehrer – nachts nicht deshalb so lange in den Clubs oder bei Freunden, weil sie aus Trotz gegen die Welt der Erwachsenen die Nacht zum Tag machen wollen. Sie werden schlichtweg nicht müde. Das scheint physiologisch wichtig. Und daran ändert sich folglich auch dann nichts, wenn man die Jugendlichen zwingt, früh aufzustehen oder sich früher ins Bett zu legen. Im einen Fall liegen sie einfach wach im Bett, im anderen sind sie tagsüber schläfrig und laufen abends trotzdem zu Hochform auf.

Wer schon als Kind etwas früher als die anderen schlief, wird es auch als Jugendlicher und Erwachsener tun. Trotzdem wird auch er zum Ende der Adoleszenz so sehr Nachtmensch sein wie niemals zuvor und niemals danach im Leben.

In jeder Altersgruppe tendieren also einige Menschen aufgrund des angeborenen Tempos ihrer inneren Uhren etwas mehr in Richtung Eule, andere in Richtung Lerche. Insgesamt sind Frauen durchschnittlich etwas lerchenhafter als der Durchschnittsmann. Das alles ändert aber nichts daran, dass sich die Mehrheit der Teenager beiderlei Geschlechts in regelrechte „Monstereulen" und die meisten Senioren in extreme Lerchen verwandeln.

Diese Menschen werden zwangsläufig Vertreter jener rüstigen Rentner, die frühmorgens nichts mehr in den Federn hält. Manche sprechen despektierlich von der „senilen Bettflucht".

Diese ist übrigens keine Schlafstörung, denn die Alten haben ja nur einen vorverlagerten Rhythmus. Sie schlafen insgesamt kaum weniger als früher, gehen abends aber zeitiger zu Bett und machen häufiger einen Mittagsschlaf.

Schlaue Eltern von Kleinkindern nutzen dieses Phänomen übrigens geschickt aus. Wenn sie die lerchenhaften Großeltern zu Besuch haben, werden diese nicht selten dazu eingespannt, mit den ebenfalls bettflüchtigen Enkeln sonntagmorgens Abenteuer zu bestehen. Und die vergleichsweise jungen und eulenhaften Eltern können sich dann noch mal so richtig ausschlafen – fast wie damals in der eigenen Jugend.

Ganz nebenbei fanden die Münchner Chronobiologen in ihren Daten wohl auch eine zuverlässige Methode, die als Erste überhaupt misst, wann das Erwachsensein biologisch gesehen beginnt. Sie postulieren, nichts Geringeres gefunden zu haben als einen ersten „biologischen Marker für das Ende der Adoleszenz".

Warum auch immer fällt der Umkehrpunkt der biologischen Entwicklung des Chronotyps exakt mit dem biologischen Erwachsenwerden zusammen. Der Lebensstil lässt dieses Programm praktisch unbeeinflusst. Deshalb folgen ihm Stadt- und Landbevölkerung gleichermaßen, und die zunehmende Lerchenhaftigkeit älterer Menschen betrifft alle, obwohl die meisten ab einem Alter von 30 Jahren ihren Lebensstil kaum noch ändern.

„Der Knickpunkt der Kinetik liegt bei Frauen im Alter von 19,5 und bei Männern im Alter von 20,9 Jahren", sagt Roenneberg. Wie bei fast allen anderen Entwicklungsprozessen seien Frauen also auch beim Eintritt ins Erwachsensein früher dran als Männer.

Also, liebe Eltern, merken Sie sich: Lassen Sie Ihre jugendlichen Kinder am Wochenende unbedingt ausschlafen! Sie haben es nötig. Der Alltag junger Studenten und Auszubildender sowie älterer Schüler passt heutzutage einfach nicht zu ihrer Biologie. Die Jugendlichen leiden an einem massiven sozialen Jetlag. Und weil ihr innerer Rhythmus kaum zu ändern ist, sollten wir endlich damit beginnen, ihren Alltag umzubauen.

Wie heißt es doch so schön? Die Jugend ist unsere Zukunft. Warum behandeln wir sie dann chronobiologisch gesehen so schlecht? Schulanfangszeiten müssen besser zu den inneren Rhythmen der Schüler passen – und nicht auf jene vieler Lehrer und Entscheidungsträger in der Schulpolitik abgestimmt sein, die nicht selten kurz vor dem Rentenalter stehen. Vor allem wegen ihres Alters kommen sie frühmorgens von alleine aus den Federn und können oftmals nicht verstehen, wieso das gleiche Kunststück den Schülern nicht auch gelingt.

Für die Schulleiter und Bildungspolitikerinnen enthält dieses Kapitel also folgende Botschaft: Dass Sie morgens schon so fit sind und abends früh müde werden, ist nicht Ihr Verdienst. Es hat nichts mit Disziplin oder gutem Willen zu tun. Es ist schlichtweg die „chronobiologische Gnade der früheren Geburt“.

Unterricht mitten in der Nacht

Im Jahr 2006 sorgte die kleine, aber feine Studie eines jungen Forschers der Pädagogischen Hochschule Ludwigsburg deutschlandweit für Aufsehen. „Correlation between morningness – eveningness and final school leaving exams“ hieß das Werk. *Spiegel-Online* vermeldete das Resultat ebenso wie die *Welt am Sonntag* und viele Blätter mehr.

Doch was hatte Christoph Randler, heute Professor in Heidelberg, so Sensationelles herausgefunden? Er hatte lediglich den Chronotyp von 132 Studenten analysiert und ihn in Beziehung zu deren früheren Schulnoten gesetzt. Das erstaunliche Resultat: Je eulenhafter die Studenten, desto schlechter war ihr Abitur gewesen. Da die durchschnittliche Eule aber sicher nicht dümmer ist als die mittlere Lerche, folgerte Randler: „Abendtypen haben bei unseren frühen Schulanfangszeiten einen ernstzunehmenden Nachteil."

Abiturienten sind im Allgemeinen achtzehn bis zwanzig Jahre alt und aus dem Blickwinkel ihrer inneren Uhren betrachtet mehrheitlich Nachteulen. Da sie auch noch etwas mehr Schlaf benötigen als Erwachsene, sollten die allermeisten von ihnen biologisch korrekt ungefähr von 1 bis 10 Uhr schlafen. Für die wenigen besonders Eulenhaften wäre eine Schlafenszeit von frühestens 2 bis 11 Uhr ideal. Für die Schüler, die am allerfrühesten ticken, gälte dagegen ein Zeitfenster von etwa 23 bis 8 Uhr.

Wenn also die Abiturklausuren in Deutschland um acht Uhr morgens beginnen, dann ist das für sehr, sehr viele Schüler noch mitten in der biologischen Nacht. Kein Wunder, dass die Noten umso schlechter werden, je eulenhafter die Prüflinge sind. Fast alle Schüler müssen für ihre inneren Uhren viel zu früh und noch dazu völlig unausgeschlafen aufstehen. Bis zum Schulbeginn werden die wenigsten von ihnen richtig wach, und gerade diejenigen, die biologisch besonders spät ticken, versemmeln die Prüfung mit der größten Wahrscheinlichkeit. Zusätzlich zum Schlafmangel werden sie auch noch Stunden vor ihrem geistigen Leistungshoch gefordert.

Wie sagte Randler so schön, als seine Studie erschien? Seine Daten belegten keinesfalls, dass Frühaufsteher intelligenter oder fleißiger seien als Spätschläfer. Sie zeigten nur, „dass diese jungen Leute das Glück hatten, in jenen Stunden des Tages herausgefordert zu werden, in denen sie munter waren".

Dass ein Großteil der Gesellschaft darunter leidet, werktags zu früh aufstehen zu müssen, schilderte ich bereits im dritten Kapitel. Schon dadurch werden Eulen in unserer Gesellschaft systematisch benachteiligt. Diese Benachteiligung setzt bereits massiv in der Schule ein.

Doch unter den Schülern muten wir nicht nur den Eulen, sondern praktisch allen einen ganz besonders großen sozialen Jetlag zu. Also gerade jenen Menschen, die am ausgeschlafensten sein sollten. Die Aufgabe der Schüler ist es, möglichst viel zu lernen – und genau dazu benötigt ihr Gehirn Schlaf. Ein unausgeschlafenes Gehirn kann nur wenig Neues aufnehmen, und ausreichender Schlaf ist – wie bereits geschildert – besonders wichtig für die Verarbeitung des zuvor Gelernten.

Wie ist es dann möglich, dass die Gesellschaft ausgerechnet Schüler dazu zwingt, unter der Woche ein besonders großes Schlafdefizit aufzubauen? Sie kommen am Wochenende oft nicht ansatzweise dazu, ihr negatives Schlafkonto auszugleichen. Wieso hindern wir gerade jene systematisch am Ausschlafen, von denen wir die größten Lernleistungen erwarten?

Als erstes Mittel gegen schlechte Werte in vergleichenden Bildungsstudien schlagen nicht umsonst fast alle Chronobiologen und Schlafforscher vor, den Schulbeginn zumindest für die älteren Schüler, etwa ab der Mittelstufe, nach hinten zu verschieben. Denn keine Gruppe in unserer Gesellschaft baut ein stärkeres chronisches Schlafdefizit auf als ältere Schulkinder, Auszubildende und – mit Abstrichen – junge Studenten.

Betrachtet man die Schlafdauer der Menschen über ihr ganzes Leben hinweg, fällt zunächst auf, dass sich die Schlafdauer bis zum Erwachsenwerden immer weiter reduziert und dann bis ins hohe Alter nahezu gleich bleibt.

Wirklich interessant ist der Vergleich der Schlafdauer eines deutschen Durchschnittsbürgers an freien Tagen und an Tagen, an denen er arbeitet oder zur Schule geht. Ab einem Alter von etwa 25 Jahren klafft zwischen diesen beiden Zeiten eine Differenz von etwa dreißig Minuten bis zu einer guten Stunde: ein grobes Maß für den mittleren sozialen Jetlag in der Gesellschaft. Und die Daten passen sehr gut zu den Umfrageergebnissen der *National Sleep Foundation,* die ich im vierten Kapitel präsentierte.

Im Alter unter zehn und über 65 gibt es eine solche Differenz praktisch nicht. Bei Kindern passen die äußeren Rhythmen noch gut zum eher lerchenhaften inneren Zeitgefühl. Bei Senioren dürfte es ähnlich sein. Zudem stehen diese meistens nicht mehr im Berufsleben und können ihre Schlafenszeit frei wählen.

Während einer kurzen Phase, im Alter zwischen fünfzehn und zwanzig Jahren, wächst die Differenz zwischen der Schlafdauer an Arbeits- oder Schultagen und an freien Tagen jedoch auf erschreckende zweieinhalb Stunden an. (Merke: Das ist ein Durchschnittswert! Bei einem großen Teil ist der soziale Jetlag also sogar größer.)

Drei ungünstige Faktoren kommen hier zusammen. Sie machen aus Jugendlichen frühmorgens übernächtigte Zombies: Erstens haben die Schüler, Auszubildenden und Studenten noch ein etwas höheres Schlafbedürfnis als Erwachsene, zweitens sind ihre inneren Rhythmen aus biologischen Gründen besonders stark nach hinten verlagert – sie sind „Monstereulen“. Und drittens beginnen Schule oder Ausbildung hierzulande meistens bereits um acht Uhr oder früher.

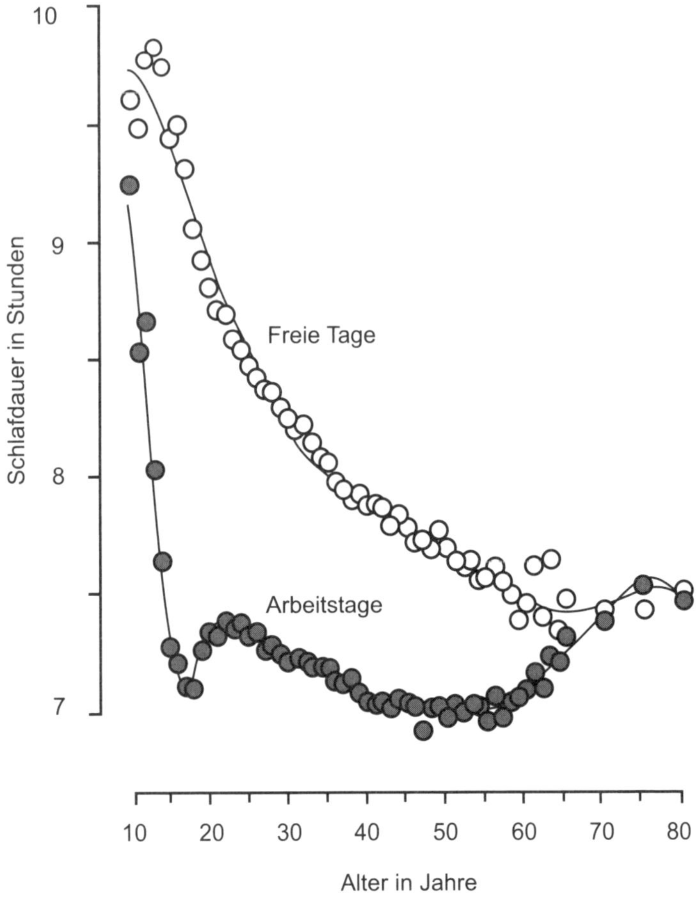

Schlafdauer im Laufe des Lebens – Mit Beginn der Schulzeit schlafen wir unter der Woche weniger als an Wochenenden (Einteilung in freie bzw. Arbeitstage nach Selbsteinschätzung). Dieses Muster zieht sich bis zum Rentenalter durch. Am deutlichsten ist der Unterschied während der Adoleszenz. Kleine Abweichungen der Mittelwerte von den geglätteten Kurven sind statistisch unauffällig.

Nur am dritten Punkt können wir etwas ändern. Und das sollten wir schleunigst tun.

Warum Kinder später zur Schule gehen sollten

Was haben Länder wie Jamaica, Tansania, Chile, Island, Malaysia, Griechenland und Kroatien gemeinsam? Sie gehören zu jenen Staaten, die wegen eines Mangels an Lehrern oder Schulen zumindest für eine gewisse Zeit ein Zweischichtsystem beim Schulunterricht eingeführt haben. Die eine Hälfte der Schüler wurde oder wird von 8 bis 14 Uhr unterrichtet, die andere von 14 bis 20 Uhr. Jede Woche wird gewechselt: Wer zuletzt morgens pauken musste, darf die nächste Woche nachmittags ran und umgekehrt.

Das sind aber fürchterliche Zustände, denken Sie? Weit gefehlt. Der Schichtbetrieb an den Schulen mag zwar aus der Not geboren sein, er tut den Schülern jedoch gut. Die Kinder in Jamaica, Kroatien, Chile und Co. dürfen an fast zwei Dritteln der Tage ausschlafen. In unserem ach so gut ausgestatteten und durchorganisierten Schulsystem kommen die Schüler noch nicht einmal an einem Drittel der Tage in diesen Genuss.

In Kroatien hat Adrijana Košćec aus Zagreb mit Kollegen das Schlafverhalten der Schulkinder systematisch untersucht und ziemlich viel Positives festgestellt: „Das rotierende Zweischicht-Schulsystem bei kroatischen Jugendlichen hat vorteilhafte Auswirkungen auf deren Schlafdauer." Die Schüler schlafen auf diesem Weg in zwei Wochen an neun Tagen aus. Ihre Schlafenszeit liegt an Wochenenden und wenn sie Nachmittagsunterricht haben, bei knapp unter neun Stunden. An den fünf Tagen mit Vormittagsunterricht sinkt sie auf knapp sieben. Das ist sehr niedrig, und es wundert nicht, dass die Kinder in dieser Zeit tagsüber schläfriger sind als sonst und auch etwas mehr zu depressiven Verstimmungen neigen.

Die schulischen Leistungen konnten die Forscher leider nicht vergleichen, da ja alle Schüler im Zweischichtsystem lernten und es keine Vergleichsgruppe gab. Aber geschadet hat der zusätzliche Schlaf bestimmt nicht. Wir in Mitteleuropa muten den Schlafraub, der ja offensichtlich nicht folgenlos bleibt, unseren Kindern jedenfalls jede Woche zu. Sie können in vierzehn Tagen nur vier Mal ausschlafen – und das auch nur, wenn ihre Eltern sie lassen.

Die Folgen zeigen sich täglich. Wir müssen uns nur früh genug in die Fußgängerzone einer typischen deutschen Stadt mit ländlichem Einzugsgebiet begeben. Vor einigen Jahren musste ich im Morgengrauen nach einer schönen Lesung in Heilbronn noch vor 8 Uhr einen Zug nach Hause nehmen. Ich eilte schnellen Schrittes quer durch die menschenleere Innenstadt in Richtung Bahnhof. Rasch fiel mir auf, dass etwas nicht stimmte.

So menschenleer war Heilbronn nämlich gar nicht. Je mehr ich mich dem Bahnhof näherte, desto häufiger kamen mir Kinder entgegen. Doch kaum eines lachte oder redete. Den Gesichtern fehlte vor lauter Schlaftrunkenheit fast jede Mimik. Es handelte sich um Schüler, die aus der Umgebung mit der Bahn angereist waren und nun flugs zur Schule mussten.

Es wurden immer mehr, und die Szenerie wurde immer gruseliger. Wie „Untote" wirkten die Kinder, die langsamen Schrittes in kleinen Grüppchen gingen. Eine schlurfende Zombiearmee. Zielstrebig zog es sie voran. Die beklemmende Stille war unerträglich. Ob Sie es glauben oder nicht: Erwachsene habe ich auf meinem rund zwanzigminütigen Gang zum Bahnhof überhaupt keine gesehen. (Die nehmen ja das Auto, wenn sie früh zur Arbeit müssen.) Lachen habe ich so gut wie keines gehört. Laute Stimmen schon gar nicht. Mir begegneten nur diese völlig verschlafenen und verhuschten „Würmchen", die teilweise wohl schon zwei Stunden zuvor von ihren Eltern aus den Träumen gerissen worden waren, damit sie noch rechtzeitig den Vorortzug zur Schule erwischen. Grauenhaft. Und so überflüssig.

Heilbronn ist natürlich überall. Die meisten Schüler werden heutzutage niemals richtig wach. Der durchschnittliche Grundschüler sollte zehn bis elf Stunden schlafen. Selbst Zwölfjährige brauchen im Mittel neuneinhalb Stunden Schlaf. „Nur acht Prozent der Jugendlichen schlafen unter der Woche so viel, wie es gängigen Empfehlungen entspricht“, hat der Priener Somnologe Ulrich Voderholzer herausgefunden.

Man dürfe die Kinder aber keinesfalls über einen Kamm scheren, warnt Oskar Jenni vom Universitäts-Kinderspital Zürich: Manchen genügten acht, andere bräuchten elf Stunden Schlaf. „Diese großen individuellen Unterschiede führen oft zu Problemen.“ Gerade wenn sie Eulen sind, werden die tendenziellen Kurzschläfer von ihren Eltern oft zu früh ins Bett geschickt. Dann könne „die fehlende Übereinstimmung zwischen Schlafbedarf und Zeit im Bett zu ernsten Erziehungsschwierigkeiten und Schlafstörungen führen“, sagt Jenni.

Und diejenigen, die besonders viel Schlaf benötigen? „Manche von ihnen können einen chronischen Schlafmangel entwickeln, wenn ihr Schlafbedarf zum Beispiel wegen eines frühen Schulbeginns nicht gedeckt wird“, sagt Jenni und nennt auch hier ernste Symptome: „Konzentrationsschwäche, gesteigerte Impulsivität und Tagesmüdigkeit.“

Chronischer Schlafmangel bei Schülern ist jedenfalls weder aus medizinischer noch aus psychologischer Sicht eine Kleinigkeit. Längst ist belegt, dass er das Übergewichtsrisiko der Kinder erhöht. Und es gibt immer mehr Hinweise, dass die Unausgeschlafenheit bei Schülern auf Dauer zum Aufmerksamkeitsdefizit- und Hyperaktivitäts-Syndrom ADHS beiträgt. Manchmal würden die Symptome vielleicht nur verwechselt, sagt Jenni. Und es leide auch sicher nicht jedes ADHS-Kind an Schlafmangel, „aber ein gewisser Prozentsatz der betroffenen Kinder sollte einfach länger schlafen können".

Fest steht: Wenn Ärzte bei ADHS-Kindern eine Schlafstörung beheben, verschwindet die Hyperaktivität gelegentlich gleich mit. In den Jahren 2005 und 2006 verfolgten zwei US-amerikanische Teams von Schlafmedizinern, was mit stark schnarchenden Kindern passiert, deren Leiden sie per Mandel-Entfernung beseitigten. Vor der OP war der Anteil hyperaktiver Kinder weit überdurchschnittlich. Nach dem Eingriff verbesserte sich nicht nur die Schlafstörung, viele Eltern gaben zudem an, ihre Kinder seien merklich ruhiger geworden. Der Anteil der ADHS-Kinder hatte sich in der einen Studie nach der OP halbiert. Ein Jahr später war das Syndrom bei den ehemaligen Schnarchern ähnlich häufig wie in einer Vergleichsgruppe, die niemals Schlafprobleme gehabt hatte.

Dass sich die Schulnoten von Kindern verbessern, wenn sie mehr schlafen, weiß man schon seit dem 19. Jahrhundert. Und finnische Forscher fanden unlängst heraus, dass gesunde Sieben- und Achtjährige, die mit einer Dauer von 7,7 Stunden für ihr Alter extrem wenig schlafen, deutlich hyperaktiver sind als Normalschläfer. Am ruhigsten sind jene Kinder, die länger als 9,4 Stunden schlafen.

Eine geringe Schlafdauer erhöht nach dieser Studie unabhängig von anderen Einflüssen das Risiko für ADHS. Eine noch aktuellere Untersuchung aus dem Herbst 2013 gelangt zudem zum Fazit, dass jene Kinder, die einen besonders unregelmäßigen Schlafrhythmus haben, eher als andere zu Hyperaktivität neigen. Das Problem ist dabei weniger die Unregelmäßigkeit als der chronische Schlafmangel, der sich zwangsläufig aufbaut, wenn die Kinder oft zu spät zu Bett gehen oder zu früh aufstehen.

So wie die Leistungsgesellschaft manche Erwachsene – vor allem jene mit hohem Schlafbedürfnis und schlecht zum Arbeitsrhythmus passendem Chronotyp – in den Burnout treibe, sagt der Freiburger Schlafmediziner Dieter Riemann, „so sind einige Kinder mit Fettsucht oder ADHS vielleicht unerkannte Langschläfer, die einfach nicht genug Zeit zum Schlafen bekommen."

Manches spricht dafür, dass es immer mehr dieser Kinder gibt. Medikamente gegen ADHS werden jedenfalls immer häufiger verschrieben. Im Jahr 2011 fällten deutsche Ärzte laut Auskunft der Barmer Krankenkasse die Diagnose „Konzentrationsstörung in Verbindung mit Hyperaktivität" bei 620 000 Kindern und Jugendlichen. Das ist gegenüber dem Jahr 2006 ein Anstieg um 42 Prozent.

Wenn also der chronische Schlafmangel der allermeisten Schüler als Argument für einen späteren Schulbeginn nicht ausreicht, so helfen vielleicht seine besorgniserregendsten Symptome: Die Zunahme von Fettsucht und ADHS bei Kindern und Jugendlichen gehört jedenfalls zu den drängendsten Problemen unserer Zeit. Da könnte man schon mal ernsthaft darüber nachdenken, einen grundsätzlichen Systemfehler zu beheben.

Die St. George's High School in Middletown, Rhode Island, USA, hat schon vor einigen Jahren reagiert. Sie verschob den Schulbeginn der Klassen 9 bis 12 für drei Monate von 8 Uhr auf 8:30 Uhr und ließ die Umstellung wissenschaftlich begleiten. Die Forscher publizierten im Jahr 2010 die eindeutigen Ergebnisse:

Hatte vorher nur ein Sechstel der 201 untersuchten Teenager mindestens acht Stunden pro Nacht geschlafen, waren es nun über die Hälfte. Außerdem erwiesen sich die Schüler als aufmerksamer, sie gingen seltener zum Schularzt und waren weniger trübsinnig. Eine Mehrheit der Schüler und Lehrer forderte daraufhin mit Erfolg den permanenten späteren Schulbeginn.

Drei Jahre danach bestätigte eine Schweizer Studie die Resultate: Der Basler Psychologe Sakari Lemola befragte mit Kollegen 2716 Jugendliche nach ihren Schlafgewohnheiten und Schulanfangszeiten. Im Schnitt waren die Schüler gut fünfzehn Jahre alt. Ihr mittleres Schlafbedürfnis lag bei etwas über neun Stunden. Tatsächlich bekamen die Schüler im Schnitt aber nur acht Stunden und vierzig Minuten Schlaf. (Das ist immer noch erstaunlich viel. Deutsche Zahlen sehen jedenfalls deutlich schlechter aus.) Jene, die weniger als acht Stunden schliefen, zeigten in der Schule schlechtere Leistungen, äußerten eine negativere Lebenseinstellung und litten tagsüber vermehrt unter Müdigkeit.

Das spannendste Ergebnis brachte indes der Blick auf den Schulanfang. 343 Schüler mussten erst um 8 Uhr in der Schule sein, der Rest bereits um 7:40 Uhr. Diese zwanzig Minuten späterer Schulbeginn machten sich klar bemerkbar: Im Mittel schliefen die Schüler, die später anfangen mussten, pro Nacht eine Viertelstunde länger als die anderen. Sie benötigten also offenbar noch Schlaf. Und sie fühlten sich während des Unterrichts deutlich wacher und aufmerksamer.

Wenn schon so ein kleiner Unterschied derart deutliche Folgen hat, fragt man sich natürlich: Was soll erst eine Verlegung des Schulbeginns auf 9 oder gar 10 Uhr bewirken? Die meisten Experten fordern jedenfalls genau das. Es wäre ein erster, noch dazu sehr leicht umsetzbarer Schritt auf dem Weg einer umfassenden Reform des viel gescholtenen Schulsystems.

Es geht doch!

Dass es gar nicht so schwierig wäre, den Schulbeginn herauszuschieben, darauf verweist zum Beispiel der Wissenschaftsautor Walter Schmidt in seinem Buch „Solange du deine Füße …“: „Die Unterrichtszeiten werden von der Gesamtlehrerkonferenz im Einvernehmen mit der Schulkonferenz (Elternvertreter, Schulleiter, Lehrer und Schülervertreter) und dem Schulträger beschlossen“, so zitiert Schmidt aus einer E-Mail des in Sachsen zuständigen Ministeriums. Dort darf der Unterricht in Grundschulen zwischen 7:30 und 9 Uhr starten, an Gymnasien schon ab 7 Uhr. (Die Älteren früher beginnen zu lassen, ist chronobiologisch gesehen natürlich eine Dummheit.) In Nordrhein-Westfalen besagt das Gesetz, die Schule müsse zwischen 7:30 Uhr und 8:30 Uhr beginnen.

Da erstaunt es schon, dass deutsche Schulen flächendeckend gegen 8 Uhr oder sogar früher starten. Es kommt praktisch nicht vor, dass sich die Schulkonferenzen für einen späteren Beginn entscheiden, obwohl es in ihrer Macht läge. Im Gegenteil erreichten mich zuletzt immer wieder E-Mails von besorgten Eltern oder Schülern, deren Schule ihren Beginn noch weiter vorverlegen möchte, damit am Nachmittag eher Schluss ist. Manchmal wird auch für einige Tage in der Woche eine sogenannte „Frühstunde“ eingeführt – auch „nullte Stunde“ genannt. An diesen Tagen beginnt die Schule dann schon um 7:15 Uhr oder früher.

Eine typische E-Mail erhielt ich im Jahr 2013 aus dem Berliner Umland: „Als Elternvertreter versuche ich seit einem Jahr die Schulleitung davon zu überzeugen, später (und nicht um 7:30 Uhr) mit der Schule zu beginnen, da ein Teil der Kinder hierdurch erheblich benachteiligt wird. Jetzt droht uns im nächsten Schuljahr wegen einer Baumaßnahme eine Vorverlegung auf 7:20 Uhr. Die Ignoranz der Schule zu diesem Thema ist groß. Nun suche ich eine wissenschaftliche Abhandlung, um die Eltern zu überzeugen und die Schule zu einem sinnvollen Schulanfang zu bewegen."

Natürlich lieferte ich ein paar Hinweise samt Literatur. Doch die Antwort ernüchtert: Erschreckend sei die Einstellung der meisten Eltern, schreibt deren Vertreter. „Da hier in Berlin und Brandenburg die (Un-)Sitte früher Arbeits- und Bürozeiten herrscht, und viele Eltern mindestens eine Stunde in die Stadt fahren müssen, begrüßen diese einen Schulbeginn um 7:30 Uhr und könnten sich sogar vorstellen, noch früher zu beginnen."

Diese Reaktion kenne ich aus Diskussionen rings um Schul-Vorträge nur zu gut. Die Eltern und erstaunlicherweise auch ein großer Teil der Schüler lehnen den späteren Schulbeginn vehement ab. Sie fürchten, ihre Gewohnheiten ändern zu müssen oder nicht mehr rechtzeitig zur Arbeit zu kommen. Die Schule dauere dann bestimmt am Nachmittag länger, sagen sie, und das ginge zu Lasten des Freizeitprogramms oder der privat organisierten Sport- und Lernangebote.

Auch Lehrergewerkschaften wehren sich. Ihre Mitglieder hätten bereits so viel Arbeit, dass ihnen ein späterer Schulbeginn endgültig den Feierabend rauben würde. Wenn das tatsächlich stimmt, müssten die Organisationen allerdings dringend für kürzere Arbeitszeiten kämpfen. Und jene Lehrer, die als Lerchen morgens ohnehin früh aus den Federn kommen, können ja vor einem später angesetzten Schulbeginn bereits den Unterricht vorbereiten oder Arbeiten korrigieren.

Erstaunlich viele Lehrer, vor allem die jüngeren, befürworten den späteren Schulbeginn jedenfalls. Erstens würden die meisten von ihnen selbst gerne länger schlafen, zweitens haben sie das eigentliche Problem in Form schläfriger oder gar schlafender Schüler täglich vor Augen.

Walter Schmidt berichtet von Nikolai aus Radebeul bei Dresden, der die 5. Klasse eines Gymnasiums besucht. Er muss drei Mal die Woche schon um 7:15 Uhr zum Unterricht erscheinen. Aufstehen muss er an diesen Tagen um 5:45 Uhr. Das gemeinsame Frühstück mit den Eltern fällt dann flach, der Abschiedsgruß des Kindes lautet nach Auskunft der Mutter nicht selten: „Gute Nacht, schlaf gut." Sie bringt das Problem auf den Punkt: „Es geht nicht um die Kinder; es geht darum, die Lebensumstände der Erwachsenen zu optimieren."

Es wird höchste Zeit, umzudenken. Und sollten die *Wake up!* Forderungen aus dem dritten Kapitel zur Individualisierung unserer Arbeitszeiten und zur Abschaffung des Präsentismus am Arbeitsplatz Anklang finden, stünde dem auch nichts mehr im Wege.

Chronobiologisch sinnvoll ist zum Beispiel ein Schulbeginn nicht vor 10 Uhr für die Oberstufe, frühestens um 9 Uhr für die Mittelstufe und – wenn es denn unbedingt sein muss – um 8:30 Uhr für die Grundschule und die ersten Klassen der weiterführenden Schulen. (Obwohl das dann wieder problematisch für eulenhafte Eltern und Lehrer werden würde, die eigentlich länger schlafen sollten.)

Ginge es nach dem Züricher Kinderpsychologen Oskar Jenni, gäbe es ohnehin keinen festen Schulbeginn. Er plädiert für fließende Schulzeiten. Zumindest innerhalb gewisser Zeitfenster sollten die Schüler kommen und gehen können, wann sie wollen. Vor Ort sollten sie diese Flexibilität nutzen, um sich im freien Angebot der Schule optimal entwickeln zu können. „Die Kinder haben nicht nur einen Bildungsbedarf, sie haben vor allem Entwicklungsbedarf", sagt Jenni. Und dieser werde derzeit in der Schweiz genauso wenig wie in Deutschland befriedigt.

Werde erst mal der Unterrichtsstoff auf flexiblere, individuellere Art als heute vermittelt, wie es auch viele andere reformorientierte Bildungsexperten fordern, dann könnten die Schüler auch selbstständig ihre Schulzeiten den eigenen Bedürfnissen anpassen, sagt Jenni. Und zu diesen Bedürfnissen zählen nun mal nicht nur das Lernen sondern auch der Schlaf und die biologische Rhythmik.

In Deutschland hat sich die Situation seit Einführung des achtjährigen Gymnasiums – G8 genannt – verschärft. Die Schultage dauern dadurch länger. Und weil viele Kinder auch noch Musikinstrumente lernen und in den Sportverein gehen möchten – was absolut zu begrüßen ist, da es die Entwicklung unterstützt –, werden die Hausaufgaben oft in die Abendstunden verlegt. Zu dieser Zeit konkurrieren sie mit dem TV, Computerspielen und sozialen Medien, vielleicht sogar einem guten Buch – und dem Schlaf. Es fällt nicht schwer zu erraten, welche Option mangels Attraktivität und bei zunehmendem Alter wegen der natürlichen verzögerten inneren Rhythmik auf der Strecke bleibt: der Schlaf.

Bildungspolitiker sollten deshalb die Lehrpläne entschlacken und – wie unlängst in Hamburg von der Schulbehörde empfohlen – die Zahl der Hausaufgaben, Klausuren und Unterrichtsstunden pro Woche begrenzen. Sie sollten das sogar dann tun, wenn sie zum neunjährigen Gymnasium zurückkehren, wie es im Frühjahr 2014 in Niedersachsen als erstem Land vollständig und in einigen anderen Bundesländern zumindest teilweise beschlossen wurde.

Denn die Schüler brauchen mehr Zeit – zum Schlafen genauso wie für eine aufgeweckte Entwicklung in einem flexiblen, offenen und von übertriebenem Bildungswahn befreiten Schulsystem.

Der derzeitige Trend, zu G9 zurückzukehren, bietet sogar eine große Chance: Dank G8 wurde überall die Infrastruktur für Nachmittagsunterricht geschaffen. Dieser ist inzwischen weitgehend akzeptiert und gut organisiert. Die Zeit, die durch wieder schlankere Lehrpläne und das eine Jahr längere Schule gewonnen wird, kann also vor allem vormittags genutzt werden – für einen späteren Schulbeginn, für längere Pausen, für eine noch deutlichere Rhythmisierung des Unterrichts. Dennoch müsste die Schule am Nachmittag keine Sekunde länger dauern als bisher.

Manche Schüler würden dann morgens vor dem Unterricht und in den verlängerten Pausen noch mehr Zeit im Freien verbringen und damit eine der Forderungen meines ersten Kapitels erfüllen. Das würde ihren inneren Rhythmus zusätzlich nach vorne verlagern und indirekt ein weiteres Plus an erholsamem, tiefem Schlaf bringen. Gelänge es der Gesellschaft zudem, wie in Kapitel drei gefordert, das Dogma abzustreifen, nach dem Freizeitaktivitäten vor allem nachmittags und abends stattzufinden haben, könnte der Nachmittagsunterricht sogar länger dauern und die Schule müsste an manchen Tagen erst um 12 Uhr beginnen.

Ganz im Sinne einer durchdachten biologischen Zeitplanung könnten der Vereinssport, der private Musikunterricht oder die Proben für die Kindertheatergruppe auch vormittags stattfinden. Sicher klingt das utopisch, und es erfordert einen großen Aufwand. Aber man wird doch noch träumen dürfen.

Unser kostbarstes Gut, die Kinder und die Jugendlichen, würden von einem solchen Gesamtpaket jedenfalls profitieren. Höchstwahrscheinlich wären sie gesünder, kreativer, ausgeglichener, konzentrationsfähiger und leistungsbereiter. Auch das spart übrigens Unterrichtszeit. Denn die Lehrer könnten deutlich mehr Stoff in einer Schulstunde vermitteln als heute.

Nicht zuletzt hätten sogar die Politiker Grund zur Freude. Die Ergebnisse bei zukünftigen PISA-Tests dürften nämlich sprunghaft steigen.

Wake-up-Plan 6
Weniger ist mehr

„Es ist fürchterlich", sagt das Mädchen in der dritten Reihe, Johanna heißt es oder Luise, „wir sind denen doch völlig egal. Hauptsache, sie können ihren Plan durchziehen." Montagmorgens sei es am schlimmsten. Da sei man „noch voll im Weekendmodus". Und am Donnerstag und Freitag schliefe sowieso die halbe Klasse in der ersten Stunde ein. (Gelächter im Publikum; ein paar Jungs schließen die Augen und schnarchen laut.) „Die Lehrer merken das gar nicht."

Die Blicke der Lehrer signalisieren überdeutlich, dass sie natürlich mitbekommen, wie unausgeschlafen ihre Schüler sind. Sie sind es nur längst leid, immer wieder gegen die Symptome einer fehlerhaften Schulordnung anzugehen. Sie möchten endlich das Übel bei der Wurzel packen. Als ersten Schritt haben sie mich zu Vortrag und Diskussion an ihr Gymnasium eingeladen, Thema: „Warum die Schule später beginnen sollte".

Vor allem die älteren Schüler häufen derzeit an den fünf Schultagen ein Schlafdefizit an, das sie am Wochenende auch durch noch so langes Weiterschlummern nicht ausgleichen können. Die Abstimmung zum Ende der Diskussion fällt entsprechend deutlich aus. Vorausgesetzt, die Schule würde nicht viel später enden als heute, wären fast alle Schüler sowie eine Mehrheit der Lehrer dafür, dass der Schulbeginn verschoben wird. Den Eulenhaften unter den Lehrern kommt die Verschiebung ohnehin entgegen, und die anderen freuen sich auf einen angenehmen, produktiveren Unterricht mit aufgeweckteren Schülern.

Umsetzbar ist diese Idee natürlich nur bei einer Entschlackung der Lehrpläne oder einer Rückkehr zum neunjährigen Gymnasium. Im sechsten Teil meines *Wake up!* Plans für eine ausgeschlafenere Gesellschaft stehen folglich beide Forderungen im Mittelpunkt.

- Die Schule muss unbedingt später beginnen. Jede Minute zählt. Kurzfristig sollten die Schulkonferenzen deshalb den gesetzlichen Rahmen voll ausschöpfen und – je nach Bundesland – den Beginn auf 8:30 oder sogar 9 Uhr verschieben.

- Wird gleichzeitig für die Eltern der morgendliche Präsentismus am Arbeitsplatz abgeschafft (siehe Kapitel drei), haben diese frühmorgens auch kein Betreuungsproblem mehr. Zumindest für eine Übergangszeit haben Schulen vor Schulbeginn ein Betreuungsangebot für Härtefälle zu schaffen.

- Langfristig sollten Bildungspolitiker die Gesetze so ändern, dass auch ein Schulbeginn um 12 Uhr möglich ist. Als ersten Kompromiss schlage ich vor, die Schule in den Klassen 1 bis 6 gegen 8:30 Uhr oder 9 Uhr beginnen zu lassen. In der Mittelstufe hat der Beginn nicht vor 9 Uhr zu liegen und in der Oberstufe nicht vor 10 Uhr.

- Schulen sollten über gleitende Schulbeginn- und -schlusszeiten nachdenken. In diesen Zeiten könnten sie Projektunterricht anbieten, in dem die Schüler zwar betreut werden, sich aber selbstständig um die Lösung zuvor gestellter Aufgaben kümmern, etwa Referate vorbereiten oder Experimente durchführen. Denkbar sind auch ein oder zwei Tage pro Woche mit völlig freien Präsenzzeiten, an denen nur Projektarbeit ansteht.

- Der Unterricht muss noch stärker als heute rhythmisiert werden: Unterricht kann in verdichteten Blöcken stattfinden, auf die allerdings eine längere Pause folgen sollte, die die Schüler möglichst im Freien verbringen. Die Mittagspause sollte besonders lang sein. Schulen täten gut daran, in ein attraktives Angebot zum Spielen oder „Chillen" auf dem Pausenhof zu investieren.

- Für viele besonders utopisch: Unter Umständen ergibt es sogar Sinn, nur vier Tage die Woche zu unterrichten, damit die Kinder und Jugendlichen mehr Spielraum für eine freie und eigenständige Entwicklung haben und einen dritten Tag pro Woche ausschlafen können. Das schafft Potenzial für zusätzliche Aktivitäten. Und es werden Freiräume geschaffen, in denen die Familien etwas gemeinsam unternehmen können.

- Ein vormittägliches Freizeit- und privates Bildungsangebot für Kinder und Jugendliche wäre äußerst sinnvoll. Sportvereine, Musikschulen und ähnliche Institutionen sollten sich entsprechend umstellen.

- Der Inhalt der Lehrpläne muss reduziert werden. Dadurch gewinnen Lehrer und Schulen kostbare Zeit, die für die Entwicklung der Kinder und eine Verkürzung und Umgestaltung des Unterrichts genutzt werden kann. Der Schulschluss könnte daraufhin trotz einer Verschiebung des Schulbeginns beibehalten werden.

- Noch mehr Zeit wäre gewonnen, wenn Deutschlands Gymnasien zusätzlich zum neunjährigen Curriculum (G9) zurückkehrten.

Kapitel 7
Mach mal Pause!

Jenseits von Tag und Nacht

Im Juni 2013 war es wieder so weit: Abermillionen Siebzehn-Jahres-Zikaden schlüpften im Osten der USA. Es war ein „year of the locust", wie es Bob Dylan einst besang. In unbeschreiblichen Massen werden die Insekten erwachsen und kriechen in mehreren Bundesstaaten fast gleichzeitig aus dem Erdreich. Dort hatten sie als Larven die letzten siebzehn Jahre ihres Lebens verbracht und sich vom Wurzelsaft der Bäume ernährt.

Nun schwingen sich die knapp daumengroßen schwarzbraunen Männchen mit den hübsch geäderten Flügeln, den auffallend roten Augen und der unerhörten Fähigkeit zum Krachmachen haufenweise in die Baumwipfel. Sogleich beginnen sie mit ihrem ohrenbetäubenden Gezirpe, das einzig dem Zweck dient, ein Weibchen abzubekommen, sich fortzupflanzen und so zur nächsten Generation beizutragen, die die kommenden siebzehn Jahre ihr unscheinbares Larvendasein fristen darf.

Der biologische Zweck des Ganzen ist wohl der Versuch, Feinden aus dem Weg zu gehen. Einerseits hilft dabei die Gleichzeitigkeit, denn diese Art von Bio-Flashmob überfordert jeden räuberischen Feind, egal ob Vogel, Waschbär oder Marder. Andererseits ist es sicher kein Zufall, dass die Tiere alle siebzehn oder, wie bei anderen Arten, alle dreizehn Jahre zirpen. Beides sind Primzahlen, die nur durch sich selbst und eins teilbar sind. Eine Theorie besagt, dass die Zikaden vor Jahrzehntausenden vielleicht eine räuberische Schlupfwespe als Feind hatten. Dieser wichen sie mit der seltsamen Rhythmik aus, denn es gelang ihr offenbar nicht, rasch genug denselben Lebenszyklus zu entwickeln.

Chronobiologen fragen sich natürlich, wie es Lebewesen überhaupt gelingt, Zeiträume von drei- oder siebzehn Jahren so exakt zu messen. Auch die Eigenschaft mancher Bambus-Arten, nach sehr vielen Jahren überall auf dem Globus zugleich zu blühen, gehört zu den großen Rätseln der Natur. (Spitzenreiter ist hier übrigens die Art *Phyllostachys bambusoides:* Blütezeit alle 120 Jahre.)

Uns lehren Zikaden und Bambus neben einer gehörigen Portion Demut vor den Leistungen der Natur vor allem, dass innere Uhren sehr viel mehr können, als das Anbrechen von Tag und Nacht vorherzusagen. Welche Zeiträume die biochemischen Uhrwerke in den Zellen takten, hängt ganz davon ab, welcher Rhythmus für eine Art besonders wichtig ist. Den Rest erledigt die Evolution dann ganz von alleine.

Den Meeres-Zuckmücken der Gattung *Clunio* zum Beispiel bleiben exakt alle 14,76 Tage zwanzig Minuten Zeit, um aus der Puppe zu schlüpfen, sich zu paaren und Eier abzulegen. Sie leben als Larven in den Pfützen der Brandungszone. Diese sind nur bei den besonders niedrigen Ebben, die auf eine Springflut folgen, so lange trocken.

Es wundert kaum, dass der Rhythmus aus Neu- und Vollmond sowie die davon abhängenden Gezeiten Meeresbewohner ganz besonders prägen. Viele Krebse wissen zum Beispiel genau, wann Ebbe und Flut kommen. Und der Palolo-Wurm, ein Vielborster, der die Böden der pazifischen Südsee bewohnt, schnürt immer nur am Morgen nach dem ersten Vollmond im November seine Fortpflanzungskapseln ab.

Ein weiterer Vielborster, der Bermuda-Glühwurm, half wegen seines inneren Gespürs für den Mond angeblich sogar bei der Entdeckung Amerikas. Kolumbus soll dem phosphoreszierenden Leuchten gefolgt sein, das die Weibchen dieser Art in Sommernächten vor und nach Vollmond abstrahlen, um Männchen anzulocken. Der Seefahrer dachte wohl, das Licht werde von Menschen erzeugt. Und tatsächlich leitete es ihn zur Bahamas-Insel San Salvador, wo Kolumbus erstmals den Boden der Neuen Welt betrat.

Für die Biologie des Menschen, der schon sehr lange in seiner Ahnenreihe zurückblicken muss, bis er einen Meeresbewohner findet, ist der Rhythmus des Mondes vergleichsweise unwichtig. Erst ein Mal fanden Forscher trotz intensiver Suche einen kleinen Hinweis darauf, dass unsere inneren Zeitmesser sich überhaupt mit den Phasen des Erdtrabanten auseinandersetzen. Im Sommer 2013 publizierte der Basler Chronobiologe Christian Cajochen Daten von über dreißig Testpersonen, nach denen sie in Vollmondnächten etwas kürzer und weniger tief schliefen als sonst. Cajochen selbst möchte die Resultate nicht überbewertet wissen. Sollten sie bestätigt werden, sei das Phänomen wohl eher ein vergleichsweise unwichtiges „Relikt aus früheren Zeiten“.

Ungleich bedeutender für das menschliche Leben mit der Zeit sind neben den dominierenden Tag-Nacht-Zyklen sogenannte ultradiane Rhythmen. Ultradian bedeutet dabei einfach nur, dass die jeweiligen Zyklen kürzer sind als 24 Stunden. Wenn eine

Katze beispielsweise Tag und Nacht alle drei bis vier Stunden ein ausgiebiges Nickerchen macht, sind das ultradiane Rhythmen.

Und selbst wenn die meisten unserer inneren Vorgänge – von der Ausschüttung vieler Hormone bis zur Schwankung der Körpertemperatur oder dem Wachstum von Haaren, Immunzellen und Haut – zirkadian geregelt sind, wenn sie also im Laufe eines Tages nur ein Hoch und ein Tief haben, so sind doch manche Vorgänge zusätzlich von ultradianen Rhythmen beeinflusst. Diese helfen Tier und Mensch, die Abläufe im Körper besser aufeinander abzustimmen. Sie dienen einem generellen biologischen Prinzip: Aktivität benötigt Pausen; ohne Pausen kommt kein Wesen ins Gleichgewicht.

Das betrifft vor allem unsere Leistungs- und Aufnahmefähigkeit, aber natürlich auch den Appetit und sogar die Schläfrigkeit. Gerade in einem Buch, das sich mit dem Ausschlafen und dem Arbeiten zur rechten Zeit beschäftigt, kommt man an den ultradianen Rhythmen also nicht vorbei.

Von Neunzig-Minuten-Hochs und Vier-Stunden-Tiefs

Nathaniel Kleitman wurde 1895 in Russland geboren, wanderte noch vor dem Ersten Weltkrieg in die USA aus und gründete im Chicago der 1920er Jahre das erste Schlaflabor der Welt. Er gilt als Vater der modernen Schlafforschung. Man sollte ihn aber auch zu den Vätern der Chronobiologie zählen, brach er doch im Jahr 1938 als erster Mensch zu Isolationsexperimenten in Höhlen auf und legte so das Fundament für die späteren „Bunkerexperimente“ im bayrischen Andechs.

Die wichtigste Entdeckung gelang ihm aber im Jahr 1954: Zusammen mit seinem Schüler Eugene Aserinsky publizierte er als

Erster über den „paradoxen" Schlaf. Die Forscher hatten entdeckt, dass alle schlafenden Menschen in regelmäßigen Abständen von Phasen des mehr oder weniger tiefen, gewöhnlichen Schlafs in ein völlig anderes Schlafstadium wechselten. Sie nannten diesen „dritten Zustand" *rapid eye-movement sleep*, Schlaf mit schnellen Augenbewegungen, oder kurz REM-Schlaf.

Wenn wir einschlafen, sinken wir nach einer kurzen Zeit im Leichtschlaf in einen besonders entspannten Schlaf, den Tiefschlaf, wegen eines charakteristischen Musters der Gehirnströme auch Deltawellenschlaf genannt. Doch nach etwa eineinhalb Stunden werden wir wieder kurz wach, kommen zurück in die sogenannte Leichtschlafphase Nummer Eins, eine Art Zwischenzustand zwischen Schlafen und Wachen. An die Wachphasen erinnern wir uns meistens aber nicht, weil sie zu kurz sind, um vom Gedächtnis abgespeichert zu werden.

Dieser Neunzig-Minuten-Zyklus ist bei manchen Menschen auch bis zu zwanzig Minuten kürzer oder länger. Bei Kleinkindern währt er oft nur etwa fünfzig Minuten. Doch egal wie lange er genau dauert: An das Ende eines Schlafzyklus hat die Natur eigentlich immer den paradoxen Schlaf gesetzt. Jetzt sieht die mit Elektroden auf der Kopfhaut messbare Erregung des Gehirns so ähnlich aus wie im Wachzustand, gleichzeitig sind wir vollkommen gelähmt.

Das verhindert vermutlich, dass wir unsere Träume, die in dieser Phase besonders lebhaft und ausgeprägt sind, ausleben und zum Beispiel herumrennen, um uns schlagen oder laut schreien. Nur die Augen sind von der künstlichen Starre ausgenommen, weshalb sie sich im Rhythmus des Traums stark hin und her bewegen. Dieses äußerlich sichtbarste Zeichen des auch Traumschlaf genannten REM-Schlafs gab ihm seinen Namen.

Nach einer solchen REM-Episode beginnt der Schlafzyklus von vorne: erst Leichtschlaf mit einigen kurzen Aufwachmomenten, dann Tiefschlaf und schließlich wieder REM-Schlaf. Insgesamt benötigen wir vier bis sechs solcher Zyklen, um ausgeschlafen zu sein. Je länger die Nacht währt, desto weniger tief wird dabei der Tiefschlaf und desto länger dauern die REM-Phasen.

Schlafprofil eines jungen Menschen

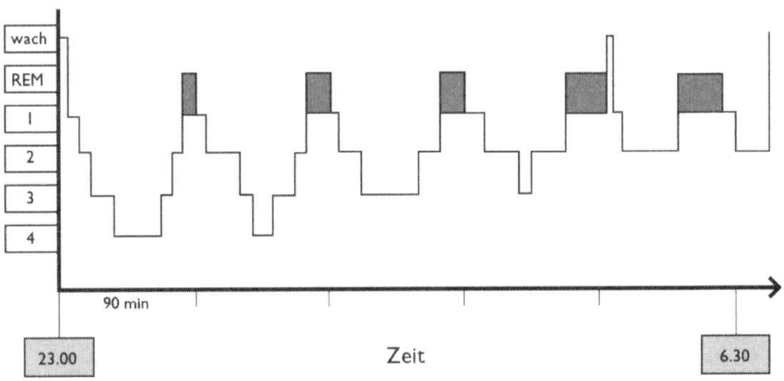

Schlafprofil eines älteren Menschen

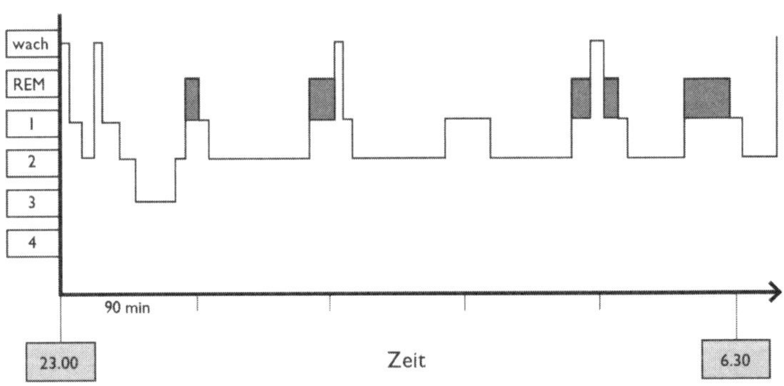

Typische Schlafarchitektur – Im Laufe einer Nacht durchwandern wir mehrere etwa neunzig Minuten lange Zyklen aus den Schlafstadien Nummer Eins bis Vier und dem REM-Schlaf. Ältere Menschen haben einen flacheren Schlaf und wachen häufiger und länger auf. Dieser Schlafarchitektur liegt ein ultradianer Neunzig-Minuten-Rhythmus zugrunde.

Mit zunehmendem Alter wird diese Schlafarchitektur fragmentierter und brüchiger. Der Schlaf ist weniger tief, die Wachphasen werden länger. (Ich erwähnte das bereits im ersten Kapitel.) Viele Senioren denken deshalb, sie würden nachts schlechter schlafen und häufiger wach als früher. Tatsächlich sind ihre Wachphasen aber nur länger geworden und sie erinnern sich am Morgen daran. Auch die Ursache des Phänomens ist gewöhnlich: Die Signalstärke der zentralen *master-clock* nimmt mit der Zeit ab, weshalb es für ältere Menschen besonders wichtig ist, ihre innere Rhythmik mit geeigneten Signalen wie hellem Licht und Aktivität am Tag in Schwung zu halten.

Nathaniel Kleitman brachte die Beobachtung der Schlafzyklen aber noch auf eine weitere Idee – und die sollte uns vor allem bei der Tagesplanung zu denken geben: Er postulierte, der Mensch folge neben dem Tag-Nacht-Rhythmus auch einem *basic rest activity cycle,* kurz BRAC genannt. Dieser grundlegende Ruhe-Aktivitäts-Zyklus diktiere im Schlaf den Wechsel der Schlafphasen und sage uns im Wachzustand, wann wir mal wieder abschalten sollten. Danach liegt es in unserer Natur, dass wir auch tagsüber mal mehr und mal weniger leistungsfähig sind.

Wir sind nicht dafür gemacht, stundenlang auf konstant hohem Niveau durchzuarbeiten. Anders als es Arbeitgeber oder wir selbst so oft von uns verlangen, brauchen wir Pausen. Mehrere Leistungshochs und -tiefs wechseln sich im Laufe eines Tages ab. Es ist wichtig, nicht gegen diese ultradiane Rhythmik anzuarbeiten, sondern sie im Gegenteil geschickt für sich zu nutzen. Das bringt ein spürbares Plus an Leistungsfähigkeit, Energie und Kreativität.

Tatsächlich gibt es reichlich Hinweise darauf, dass wir während einer konzentrierten Arbeit unbewusst etwa alle neunzig

Minuten eine Pause einlegen. Dann gehen wir vielleicht zum Kühlschrank oder in die Teeküche, essen eine Kleinigkeit oder plaudern mit Kollegen. Überprüfen Sie doch einfach mal bei sich selbst, in welchen Zeitabständen Sie bei Facebook vorbeischauen, Ihre E-Mails abrufen oder vom Schreibtisch aufstehen. Sie werden erstaunt sein, wie oft das Resultat im Bereich um einen typisch menschlichen BRAC herum liegt.

Dass unsere Aufmerksamkeitsspanne nach rund eineinhalb Stunden ausgereizt ist, ist schon lange bekannt und hat Eingang in den Alltag gefunden: Kinofilme und Theaterstücke dauern in der Regel nicht länger als eineinhalb Stunden (oder es gibt eine Pause). In der Schule wird im Zuge der sogenannten Rhythmisierung neuerdings besonders gerne eineinhalbstündiger Blockunterricht angeboten (früher nannte man das Doppelstunde). Und auch ein Vortragender sollte mindestens Staatspräsident sein oder zur Top-Fernsehprominenz gehören, damit er ungestraft länger als diese Zeit reden darf.

Dennoch ist es schwierig, die Existenz der ultradianen Ruhe-Aktivitäts-Zyklen nachzuweisen. Allzu leicht werden sie von äußeren Einflüssen überdeckt. Wer verlässt sich schon bei der Entscheidung für eine Pause ausschließlich auf seine Intuition – und das womöglich sogar gegen den Willen des Chefs? Je größer die Arbeitsanforderung, desto weniger spürt der Mensch sein Pausenbedürfnis.

Hinweise liefert die Messung menschlicher Hirnströme, Elektroenzephalogramm (EEG) genannt. Auch darin lassen sich eineinhalbstündige Zyklen erkennen. In diesem Abstand sind die Nervenzellen mal besonders leicht erregbar, mal besonders schwach. Außerdem verknüpfen sie sich mal mehr, mal weniger gut. Ein solcher Zyklus existiere in jedem von uns, weiß der US-amerikanische Biopsychologe David Kaiser, der den Neunzig-Minuten-Rhythmus im Jahr 2013 in EEGs von Menschen messen konnte. Der Rhythmus sei das „zeitbasierte Management der Erregungsfähigkeit unseres Großhirns“.

Wenn es uns gelingt, intuitiv und ohne fremden Druck immer dann eine Pause einzulegen, wenn unsere Biologie danach verlangt, schaffen wir es vielleicht sogar am besten, die Hochphasen im Nervennetz der Großhirnrinde für geistige Arbeit zu nutzen und die Tiefs für das, wofür sie offenbar gedacht sind: für kreative Pausen. Bei Arbeiten, die besondere Konzentration erfordern, schweifen wir dann vermutlich sogar alle zwanzig Minuten etwas ab. Das kommt dem Gehirn neuen biopsychologischen Erkenntnissen zufolge nämlich ganz besonders entgegen.

Die aktuelle 24-Stunden-Gesellschaft verlangt indes das Gegenteil. Unsere Aufmerksamkeit soll – wenn wir sie uns als Grafik vorstellen – einem rechteckigen Ideal folgen: Zu Arbeitsbeginn sollen wir binnen kürzester Zeit voll aufdrehen, dann möglichst gleichförmig auf Topniveau durcharbeiten, und erst nach Feierabend ist es uns erlaubt, schlagartig abzubauen. Eine widernatürliche Zwangsvorstellung!

Die eineinhalbstündigen Rhythmen sind nicht das einzige ultradiane Signal, das der rechteckigen Leistungskurve widerspricht. Unsere Leistungsfähigkeit, aber auch unser Schlafdrang und vor allem der Appetit unterliegen zusätzlich einem ungefähren Vier-Stunden-Rhythmus.

Müssen Testpersonen im Experiment 32 Stunden am Stück im Bett liegen, verfallen sie in ein seltsames Schlafmuster, bei dem sie etwa alle vier Stunden für eine gewisse Zeit wegdämmern. Ganz ähnlich verhalten sich bettlägerige alte oder kranke Menschen. Und dass auch Säuglinge tagsüber anfangs drei bis vier Mal schlafen, was einem ungefähren Vier-Stunden-Rhythmus entspricht, habe ich im vorigen Kapitel bereits erwähnt.

Nachts geht dieser Rhythmus natürlich weiter. Dann werden die Kleinsten zum Leidwesen ihrer Eltern alle drei bis vier Stunden wach und haben Hunger. Hier zeigt sich die zweite Botschaft unserer Vier-Stunden-Uhr: Sie sagt uns, wann wir eine größere Mahlzeit einnehmen sollten. Deshalb schwört fast die gesamte Menschheit auf drei bis vier Mahlzeiten. Nachts wird bei Menschen jenseits des Säuglingsalters der Appetit durch das Hormon Leptin unterdrückt, das einen starken 24-Stunden-Rhythmus besitzt und verhindert, dass wir Hunger bekommen, wenn wir eigentlich schlafen sollen.

Und um das Ganze nun noch komplexer zu machen, muss ich auch noch kurz die Zwölf-Stunden-Rhythmen erwähnen: Zwei Mal binnen 24 Stunden erreichen zum Beispiel unser Blutdruck und die Herzfrequenz ein Tief: am frühen Nachmittag und in der späten Nacht. Weil sich diesem Muster der Tagesrhythmus überlagert und nachts alle Werte zusätzlich herunterzieht, ist das Tief in der Nacht allerdings deutlich niedriger als jenes zur Siesta-Zeit.

Einem ähnlichen Muster folgen Aufmerksamkeit und geistige Leistungsfähigkeit. Sie sind nachts mit Abstand am geringsten, nehmen dann am Vormittag rapide zu, um kurz vor Mittag ein erstes Tageshoch zu erklimmen. Es folgt die sogenannte Siesta-Senke, die viele Menschen nicht umsonst für einen Mittagsschlaf nutzen. Auch dieser ist also offenbar ein biologisches Programm. Im Laufe des Nachmittags werden wir dann noch einmal besonders aufmerksam, um zum späten Abend hin allmählich in den Nachtmodus überzugehen, der ja größtenteils schlafend verbracht werden sollte.

Wann sich die verschiedenen inneren Hochs und Tiefs exakt in den äußeren Tag einbetten, ist natürlich sehr stark abhängig vom Chronotyp. Eulen schlafen nicht nur nachts viel später als Lerchen, sie bekommen auch später am Tag Hunger und sollten später ihre Mittagspause nehmen.

Siesta, Mittagsschlaf und Powernap

Vier große Zyklen bestimmen unser inneres Timing. Sie dauern ungefähr neunzig Minuten, vier, zwölf und 24 Stunden. Ihre Impulse überlagern sich, wobei der zirkadiane (Tages-)Rhythmus klar dominiert. Hat man das verstanden, lässt sich auch eine allgemeine Pausen-Anleitung aus dem verwirrenden chronobiologischen Gesamtbild formulieren: Zusätzlich zu den kurzen Auszeiten, die uns etwa alle eineinhalb Stunden gut tun, sollten wir uns danach drei bis vier Mal täglich rund um unsere Hauptmahlzeiten eine besonders ausführliche Pause gönnen.

Zumindest wenn wir körperlich unterforderte Büroarbeiter sind, sollten wir diese langen Auszeiten für einen Gang ans Tageslicht und reichliche Bewegung nutzen – und zum Ausruhen natürlich. Die Siesta – also das zwischenzeitige Herunterfahren und Abschalten, egal ob mit oder ohne Schlaf – ist jedenfalls von der Natur gewollt. Sie schenkt uns Leistungsfähigkeit, Kreativität und Gesundheit. Arbeitgeber sollten ihren Angestellten auch im eigenen Interesse die Möglichkeit zur ausgiebigen Mittagspause verschaffen.

Leider geht der Trend derzeit in die entgegengesetzte Richtung: Länder mit einer jahrhundertealten Siesta-Kultur, etwa Spanien oder Griechenland, möchten die Gebräuche ändern und die Menschen im vermeintlichen Interesse ihrer Wirtschaft zum Durcharbeiten animieren. Dass das ein Fehler ist, hat nicht zuletzt eine Erhebung aus Griechenland vor einigen Jahren nahegelegt: Jene Menschen, die regelmäßig Siesta machten, hatten gegenüber anderen ein verringertes Herzinfarktrisiko.

Vielen täte es auch gut, sich in der Siesta Zeit zum Schlafen zu nehmen. „Wer dem mittäglichen Schlafbedürfnis nachgehen kann, sollte das tun“, sagte der Bamberger Schlafmediziner Göran Hajak kürzlich im *Spiegel-Online*-Interview. „Wenn wir müde sind und gegen den Schlaf ankämpfen, dann bedeutet das Stress.“ Und gegen den helfe der Mittagsschlaf. Auch Hajak sieht im Siesta-Tief ein biologisches Programm, das wir mindestens für eine kurze Phase der Entspannung nutzen sollten.

Ihm selbst müssten allerdings manchmal dreißig Sekunden Abschalten reichen: „Ich sitze dann in meinem Arbeitssessel und schließe kurz die Augen.“ Ideal wäre dagegen ein richtiger Schlaf. Sogar die Psychotherapie macht sich das Potenzial der Nickerchen inzwischen zunutze. Der Bochumer Verhaltenstherapeut und Präsident der Deutschen Gesellschaft für Psychologie, Jürgen Margraf, publizierte im Jahr 2013 Daten, nach denen Therapien erfolgreicher sind, wenn die Klienten im Anschluss an eine Sitzung ein Ründchen schlafen durften.

Der sogenannte „Powernap“ ist in den USA, Großbritannien oder der Schweiz zuletzt groß in Mode gekommen. Den Grund dafür verrät bereits der Name: Der Nap – das Nickerchen – verleiht uns neue Power – also Energie. Dass er sogar dem Gedächtnis und anderen Leistungen des Gehirns nachweislich auf die Sprünge hilft, wundert nach den beschriebenen EEG-Analysen sowie den vielen Studien zur Gedächtniskonsolidierung im Schlaf, die ich im vierten Kapitel erwähnte, nicht besonders.

Menschen, die besonders viel Schlaf nachholen müssen, etwa weil sie morgens zu früh aufgestanden sind, können täglich sogar mehrere Powernaps nehmen. Oder sie machen einen ausgedehnten Mittagsschlaf. Währt dieser allerdings länger als zwanzig Minuten, gelangt man leicht in eine Tiefschlafphase. Dann dauert es nach dem Aufwachen eine ganze Weile, bis wieder die volle Leistungsfähigkeit erreicht ist.

Britische Forscher haben übrigens schon im Jahr 1997 getestet, was uns nach dem Nickerchen rasch wach werden lässt: Wir sollten kurz davor eine oder zwei starke Tassen Kaffee trinken. Das Koffein benötigt etwa zwanzig Minuten, um zu wirken, und weckt uns genau zur rechten Zeit. Auch der berühmte Einstein'sche Schlüssel ist empfehlenswert: Das Physik-Genie, das mehrfach täglich nickerte, nahm seinen Schlüsselbund in die Hand. Wurde der Schlaf zu tief, fiel der Schlüssel scheppernd zu Boden, da im Tiefschlaf die Muskelspannung nachlässt. Einsteins Powernaps hatten also immer exakt die richtige Dauer.

Die Firma Jetlog bietet Ähnliches als technische Spielerei für statusbewusste Manager an: ein kleines weißes Kissen namens Gopola. Man nimmt es beim Powernap in die Hand. Lässt die Muskelspannung nach, vibriert es leicht und weckt einen sanft. Kostenpunkt 199 Euro.

Der Powernapping-Markt expandiert jedenfalls. Architektur-Studenten der Universität Stuttgart hatten bereits im Jahr 2004 den schönen Prototyp einer aufblasbaren Mini-Schlafkammer fürs Büro namens Nappak kreiert. Leider wurde sie bis heute nicht vermarktet. Die Firma Napshell machte hingegen ernst und vertreibt inzwischen einen kleinen gemütlichen „360° Entspannungsraum“, eine schick designte Schlafliege mit Dach und runden Formen, die sich zumindest in großen Büros auch als Deko-Element in der Ecke gut macht.

Der US-amerikanische Möbelhändler Hammacher Schlemmer hat die Napshell übrigens ebenso im Programm wie ein Powernapping-Kopfkissen, das sich bei genauerem Hinsehen als eine Art rundum gepolsterter Astronautenhelm entpuppt, der Licht und Lärm fernhalten sowie verhindern soll, dass man sich den Kopf stößt, wenn man wegnickt. Ein weiteres Highlight ist der Energypod, der entfernt an die Patientenliegen beim Zahnarzt erinnerte, wäre da nicht die kugelige Abschottungshaube am Kopfende, die man vor dem Nap herunterklappen soll.

Diese Innovationen sind indes nicht die einzigen Anzeichen des Powernapping-Booms. In der Schweiz vermieten inzwischen auch hochseriöse Hotels ihre Zimmer tagsüber stundenweise – als Schlafmöglichkeit für übernächtigte Büromenschen. Auch öffentliche Entspannungsräume und Schlafplätze in Parks gibt es immer häufiger.

Doch kaum jemand nutzt das Angebot. Denn das Problem, warum wir tagsüber so selten schlafen, liegt tiefer.

Vorbild Inemuri oder: Die Macht der Anerkennung

Schlafen in der Öffentlichkeit? Für Japaner kein Problem. In der U-Bahn, am Schreibtisch oder in der Caféteria, auf der Parkbank, ja sogar inmitten wichtiger Konferenzen oder bei Konzerten: Überall sind schlafende Japaner zu sehen. Selbst dem Premierminister nimmt es niemand übel, wenn er während einer Parlamentsdebatte einen Beitrag der Opposition verpennt.

Einst haben die Samurai den „Anwesenheitsschlaf", japanisch Inemuri, erfunden. Die Krieger sagten den Fürsten, die sie beschützen sollten, dass sie beides zugleich könnten: schlafen und geistig anwesend sein. So setzten sie sich nachts vor die Paläste und schlummerten mit ihren Schwertern in der Hand. Nur hinlegen durften sie sich dabei nicht. Sie mussten irgendwie präsent wirken – im Gegensatz zu den wirklich tief und fest schlafenden Herrschern.

Nicht zuletzt dieser Geschichte ist es zu verdanken, dass Menschen, die tagsüber schlafen, in Japan ein besonders hohes Ansehen genießen. Anders als in Mitteleuropa gelten sie keinesfalls als faul. Man lässt sie schlafen und zeigt ihnen gelegentlich sogar, dass man sie dafür schätzt.

Viele Japaner haben weite Arbeitswege und lange Arbeitszeiten. Sie können nachts deshalb oft nur fünf bis sechs Stunden, manche sogar noch weniger schlafen. Einen Großteil ihres Schlafs holen sie deshalb bereits in Zügen auf dem Weg von der und zur Arbeit nach. Zudem schlafen sie bisweilen am Arbeitsplatz, versteckt im leeren Hinterzimmer oder offen während einer Sitzung: „Vorausgesetzt, der- oder diejenige macht auch sonst den Eindruck, viel zu arbeiten, können Japaner damit sogar zeigen, dass sie ganz besonders fleißig sind und für ihre Arbeit Nachtschlaf opfern", erklärt die Japanologin Brigitte Steger von der University of Cambridge.

So erklärt sich das Paradox, dass Japaner sich einerseits besonders stark gegenüber ihrem Arbeitgeber verpflichtet fühlen, andererseits aber im Job immer mal wegnicken. Vorgesetzte setzen den Inemuri sogar taktisch ein. Wenn ihre Angestellten in Konferenzen referieren, stellen sich die Chefs oft schlafend, um dem Redner den Druck zu nehmen.

Auch in China gehört der Mittagsschlaf zur Kultur. Dort richteten Großunternehmen früher sogar Zwangspausen während der Arbeitszeit ein. Dann legten alle Angestellten ihre Köpfe beispielsweise auf den Tisch und schliefen für ein paar Minuten.

Doch leider wird der wohlwollende Blick auf das Schlafen am Arbeitsplatz in Asien zunehmend durch eine falsch verstandene Modernität ersetzt. Selbst das Wegnicken im Vorortzug weicht immer mehr dem Kommunizieren oder Spielen per Smartphone, sagt die Japanologin Steger. In dieser Hinsicht unterscheidet sich Fernost in nichts vom Rest der globalisierten Welt – leider.

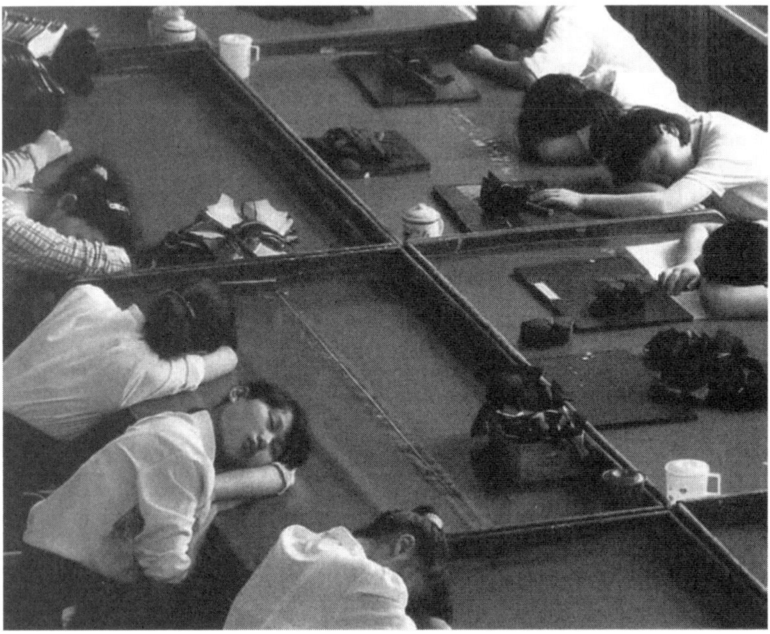

Schlafpause – Chinesische Arbeiterinnen beim verordneten Kurznickerchen in der Mittagspause.

Moderne Unternehmen im Westen gehen gerade den gegenteiligen Weg. Sie möchten sich ein Stück von der ostasiatischen Tagschlafkultur abschneiden. Doch sie versagen dabei fast ständig am irrigen Volksglauben, wer tagsüber schlafe oder bei einer gemütlichen Pause für einen Moment abschalte, sei faul. Als zum Beispiel die Bezirksverwaltung Charlottenburg-Wilmersdorf im

Jahr 2007 Ruheräume für ihre Mitarbeiter einrichten wollte, scheiterte sie kläglich – an den Mitarbeitern selbst, die die Häme der Bevölkerung fürchteten.

Die Posse aus Berlin lehrt, dass es nicht sinnvoll ist, flächendeckend Mittagsschlaf zu propagieren, bevor man nicht dessen Ruf in der Gesellschaft verbessert hat. Solange die Kollegen, Vorgesetzten, Kunden, Freunde und Verwandten blöde Witze reißen und die Augen verdrehen, wird sich niemand selbstbewusst in die Napping-Nische zurückziehen oder den Kopf auf den Schreibtisch legen.

Erst wer sich entspannt, kann einnicken. Gesellschaftliche Anerkennung fördert diese Entspannung vermutlich noch viel mehr als abgedunkelte Ruheräume und simuliertes Meeresrauschen. Wenn der Powernapper also eines Tages ein „Held“ ist, weil man bemerkt hat, dass er seinem Unternehmen und der Volkswirtschaft Gutes tut, dürften Kollegen und Vorgesetzte bereitwillig mitmachen. Dann können wir alle guten Gewissens während der Arbeitszeit unser Telefon umstellen, ruhige Musik anmachen, ein Schild an die Bürotür hängen und die Füße hochlegen.

Erst wenn wir diese Anerkennung spüren, dürfte auch unser Gehirn so weit herunterfahren, dass das neuronal gesteuerte Einschlafsystem eine echte Chance zum Wechsel in den Schlafmodus bekommt. Und für den letzten Schlummerkick sorgen schließlich gezielte Entspannungsübungen, etwa die progressive Muskelentspannung, das autogene Training oder das Erzeugen positiver innerer Bilder.

Frühe Erfolge feierte diese Anerkennung in Deutschland übrigens auch in einer Behörde: der Stadtverwaltung im niedersächsischen Vechta. Deren Mitarbeiter erhielten schon im Jahr 2000 eine zusätzliche Pause von zwanzig Minuten – und sie ließen sich anders als die Berliner Kollegen bereitwillig auf das Experiment ein. Wer mochte, durfte kurz spazieren gehen oder seine Isomatte ausrollen und im Büro schlafen. Das Interesse der Medien war daraufhin genauso groß wie die Häme. Doch inzwischen sind die Kritiker verstummt. Angeblich ist in keiner anderen Behörde der Krankenstand so niedrig, die Atmosphäre so angenehm und – Spitzenmanager und Volkswirtschaftler aufgepasst: Es wird nirgends so wenig Personal benötigt!

Beim Chemiekonzern BASF in Ludwigshafen lernen die Mitarbeiter Entspannungstechniken bereits in Powernapping-Seminaren. Bei Google in Zürich schöpft man kreatives Potenzial aus Entspannungslandschaften mit Hängesesseln, Farbtherapiekabinen, Aquarien sowie einem abgedunkelten Ruhesaal.

Auch bei Unilever in Hamburg gibt es eine Ruheoase für die Mitarbeiter – Massagestühle und Entspannungsmusik inklusive. Betriebsarzt Olaf Tscharnezki hat erkannt, dass Pausen zur Entspannung „ganz wichtig für unsere Gesundheit sind". Stress dürfe nicht chronisch werden, äußert Tscharnezki im Zeitungsinterview, weshalb die Ruhezone den Mitarbeitern vor allem zeigen soll: Ihr Unternehmen schätzt es, wenn sie sich Pausen nehmen und sich gezielt entspannen, bis hin zum Nickerchen. „Ich nenne das immer die Entkriminalisierung von Schlaf", sagt der Betriebsarzt.

Dass trotz solch positiver Beispiele nicht noch viel mehr Unternehmen Ruheräume einrichten, findet der Berliner Schlafmediziner Ingo Fietze „ultrakurzsichtig". Echte Ruheräume mit Schallisolierung, variablen Lichteinstellungen und speziellem Entspannungsangebot, gebe es in Deutschland so gut wie nirgends. Nahe kommen dürfte dem Ideal immerhin ein Raum, den Fietze gemeinsam mit dem Ensemble des Berliner Staatsballetts entwarf. Vorausgegangen war eine Studie, in der er zeigen konnte, dass die Tänzer im Alltag ein unbemerktes chronisches Schlafdefizit aufbauen. Zudem überschätzten sie ihre tatsächliche Schlafdauer deutlich und schliefen vor Premieren besonders schlecht.

Heute haben die Tänzer offensichtlich umgedacht. „Der Ruheraum ist dauernd besetzt", sagt Fietze.

Wake-up-Plan 7
Der Segen des Nichtstuns

„Ich mache oft und gerne einen kurzen Mittagsschlaf und kann nicht verstehen, dass sich diese simple Möglichkeit zur Leistungssteigerung bei uns nicht durchsetzt." Das sagt der Freiburger Somnologe Dieter Riemann, und der sollte wissen, was er sagt. Doch leider haben wir keine Siesta-Kultur, und das japanische Inemuri ist uns völlig fremd.

Statt endlich anzuerkennen, wie einfach sich mit Hilfe von Pausen die Effizienz unserer Arbeit erhöhen ließe, fühlen wir uns vom geforderten Pensum und dem angeschlagenen Tempo oft überfordert. Wir rufen laut nach Entlastung und Entschleunigung. Beides ist sicher nicht verkehrt. Aber es löst nicht das eigentliche Problem: Der Mensch ist nicht zum pausenlosen Arbeiten rund um die Uhr gemacht. Wer viel tut, muss auch immer wieder mal nichts tun.

Im siebten Teil meines *Wake up!* Plans geht es allerdings nicht nur um die Pausen an sich, sondern vor allem um die gesellschaftspolitische Anerkennung der mehrmals täglich frei gewählten Auszeit – sei es als geschickt genutztes Hilfsmittel der Fleißigen und Einsatzwilligen oder als wichtiger Bestandteil einer modernen Krankheitsprävention.

Martin Braun vom Fraunhofer-Institut für Arbeitswirtschaft und Organisation in Stuttgart beschäftigt sich mit Arbeitgebern, die ihren Mitarbeitern die Möglichkeit zum Mittagsschlaf einräumen. Gegenüber der *Süddeutschen Zeitung* brachte er das Dilemma im Januar 2014 auf den Punkt: „Es geht nicht nur um das Schlafen, sondern um die Unternehmenskultur, die sich darin ausdrückt, dass es erlaubt ist.“

Dass an diesem Punkt großer Nachholbedarf existiert, unterstreicht folgende Beobachtung: Sogar Schlafmediziner Göran Hajak, der felsenfest von den Vorzügen des Mittagsschlafs überzeugt ist, scheint im erwähnten *Spiegel-Online*-Interview seinen Eifer damit betonen zu wollen, dass er zugibt, selbst nicht länger als dreißig Sekunden abschalten zu können.

Es ist also noch ganz schön weit bis zur rundum akzeptierten Pausenkultur. Hier die ersten Schritte auf dem Weg dorthin:

- Wer häufig Pausen macht, gilt als faul, obwohl kaum etwas die geistige Leistungsfähigkeit mehr fördert, als die richtige Pause zur rechten Zeit – am besten verbunden mit einem kurzen Schläfchen oder einer Lichtdusche. Hier muss die Gesellschaft umdenken: Wer eine Pause macht, tut sich und seiner Umwelt etwas Gutes. Er ist ein Vorbild.

- Auch der Mittagsschlaf muss wieder mehr Anerkennung finden: Es ist längst nachgewiesen, dass wir damit versäumten Nachtschlaf nachholen und unser Gehirn bei seiner Arbeit unterstützen.

- Moderne Firmen, Behörden und Schulen setzen auf eine zunehmende Rhythmisierung des Arbeits- und Lernbetriebs. Wer Pausen macht, ist demnach nicht faul. Er wird auch nicht entschleunigt, denn in den Phasen zwischen den Pausen erhöht er oft das Tempo. Im Gegenteil ist er besonders motiviert, leistungsfähig und gesundheitsbewusst.

- Den Powernap – das jederzeitige Kurznickerchen am Arbeitsplatz – sollten Unternehmen in Zukunft gezielt fördern und mit der Einrichtung von Ruhezonen und Entspannungsräumen unterstützen. In diesen Ruhezonen herrscht aber kein Schlafzwang. Vielen Menschen reicht es schon, wenn sie kurz abschalten, ohne wegzunicken.

- Zudem sollten Arbeitgeber ihren Mitarbeitern Entspannungsübungen anbieten sowie Schulungen, in denen sie lernen, wie sie Kollegen beim gezielten Abschalten unterstützen.

- Die ersten Besucher der Ruhezonen sowie die Besetzung des ersten Entspannungskurses kommen am besten aus der Chefetage, die mit gutem Beispiel voranzugehen hat.

- Gerade für Nachtarbeiter ist es wichtig, wenn sie die Belastung durch ihre falsch getimte Arbeit hin und wieder durch kurze Schlafpausen verringern. Arbeitgeber, die Nachtarbeiter beschäftigen, müssen deshalb zur Einrichtung von Ruheräumen verpflichtet werden.

- Bei anstrengenden und hohe Konzentration erfordernden Tätigkeiten sollte man alle zwanzig Minuten kurz abschalten. Grundsätzlich sind spätestens alle achtzig bis hundert Minuten richtige Pausen fällig. Bei acht Stunden Arbeit am Tag ist mindestens eine zusätzliche lange Pause Pflicht. Diese dürfte zumeist um die Mittagszeit liegen, damit man in Ruhe eine große Mahlzeit zu sich nehmen kann.

Kapitel 8
Esst euch fit!

Uhrwerk in der Zelle

Der deutsche Physiologe Erwin Bünning – immerhin einer der Begründer der Chronobiologie – erforschte am liebsten Bohnen. Dabei konnte er zeigen, dass die Pflanzen auch bei dauerhafter Helligkeit in einem ungefähren 24-Stunden-Rhythmus ihre Blätter öffnen und schließen, ganz so, als lebten sie in freier Natur.

Er fand zudem schon vor achtzig Jahren heraus, dass einige Bohnen ohne Korrektursignale von äußeren Zeitgebern einen 23-Stunden-Rhythmus besitzen, andere nur alle 26 Stunden ihre Blätter öffnen. Dann hatte der Botaniker die Idee, zwei Pflanzen mit unterschiedlichem inneren Tempo miteinander zu kreuzen. Heraus kamen chronobiologische Mischwesen, nämlich Bohnen, deren Bio-Uhren vom Tempo her zwischen jenen ihrer Eltern tickten: bei 25 Stunden.

Bünnings weitsichtiges Fazit lautete: „Die innere Uhr hat eine genetische Basis und ist deshalb vererbbar." Und mit dieser Aussage – die nicht nur für Bohnen, sondern auch für uns Menschen gilt – lag er goldrichtig.

Damals wusste man zwar noch nicht, wie Gene aussehen, auch das Erbmolekül DNA war unbekannt. Aber man hatte recht klare Vorstellungen davon, dass Merkmale wie Haar- und Hautfarbe, Körpergröße oder auch der Umstand, ob Ohrläppchen angewachsen sind oder nicht, von beiden Eltern auf ihre Kinder übertragen werden. Entscheidend ist dabei, dass die Kinder – genau wie bei den Bohnen – jedes Gen einmal von der Mutter und einmal vom Vater erhalten. Ihre Eigenschaften sind deshalb zumindest in der Theorie meist eine Mischung aus jenen der Eltern.

Nicht zuletzt um dieser genetischen Basis der inneren Uhren auf die Schliche zu kommen, gründeten Forscher aus aller Welt Mitte des 20. Jahrhunderts auf einem Kongress in Cold Spring Harbor, USA, offiziell die Wissenschaft vom Leben mit der Zeit, die Chronobiologie. Zu dieser Zeit beschäftigten sie sich schon lange nicht mehr nur mit Bohnen, sondern auch mit vielen anderen Modellorganismen: Der Pilz *Neurospora* ist bis heute sehr beliebt. Er erzeugt einmal am Tag Träger für seine Sporen. Doch für jene Pilze mit besonders langsam gehenden inneren Uhren sind ohne Zeitgeber von außen erst vier Tage um, wenn die anderen bereits sechsmal Sporenträger gebildet haben.

Ähnliche Phänomene, nämlich die Existenz von Individuen mit eher verzögert oder eher beschleunigt tickenden inneren Uhren, beobachteten die Forscher bei Fruchtfliegen, Mäusen und schließlich auch beim Menschen. Fieberhaft suchten sie nach Unterschieden im Erbgut, die das verschiedene Zeitgefühl der Lebewesen erklären können.

Heute wissen wir, dass es tatsächlich individuelle genetische Besonderheiten sind, die manche Menschen Richtung Eule, andere Richtung Lerche tendieren lassen. Und wir wissen, dass so viele Gene beim inneren Tempo mitmischen, dass die meisten Menschen einen mittleren Chronotyp haben. Sie haben von ihren

Eltern ein paar „schnelle“ und ein paar „langsame“ Genvarianten geerbt. Nur die seltenen Extremfälle besitzen fast nur Gene, die das Tempo der inneren Uhren bremsen, oder fast nur Gene, die innere Uhren beschleunigen.

Bis die Wissenschaftler aber endlich das erste „Zahnrädchen“ der inneren Uhren fanden, sollte noch geraume Zeit vergehen. Erst vor rund dreißig Jahren war es so weit.

Zunächst entdeckten Chronobiologen bei Fruchtfliegen das Gen *period,* mitsamt dem *period*-Eiweiß, das die einzelne Zelle bildet, wenn das Gen aktiv ist. Je nachdem, welchen Typ dieses Gens – das so ähnlich auch wir Menschen besitzen – ein Insekt geerbt hat, tickt seine innere Uhr ohne äußere Einflüsse langsamer oder schneller. Die damalige Sensation: Ist *period* defekt, geht der innere Rhythmus der Tiere weitgehend verloren. Auch das gilt übrigens für Menschen, wie man heute weiß. Und *period* ist bei weitem nicht das einzige Gen mit dieser Wirkung.

Seitdem explodiert das Wissen um die biologische Zeitmessung. Stück für Stück wurde klar, jedes menschliche Organ, letztlich sogar jede menschliche Zelle hat eine eigene Uhr. Den Takt gibt das rhythmische Auf und Nieder der Aktivität gleich mehrerer sich gegenseitig wie ein biochemisches Uhrwerk beeinflussender Gene vor.

Heute kennen die Forscher allein beim Menschen zwölf verschiedene Uhren-Gene. Hinzu kommen zwanzig Gene, deren Aktivität das Tempo und die Stärke des Bio-Uhrwerks als Modulatoren ein wenig in die eine oder andere Richtung verstellt. Weil die Eiweiße, die von den Uhren-Genen kodiert werden, mit einer gewissen Zeitverzögerung und mehr oder weniger direkt ihre eigene Produktion hemmen, und weil sich viele verschiedene Uhren-Eiweiße dabei gegenseitig unterstützen, entsteht ein stabiler und gleichförmiger Rhythmus. Das Ineinandergreifen der zellulären Molekularbiologie ist zwar ziemlich kompliziert, es funktioniert aber ganz ähnlich wie ein mechanisches Uhrwerk. Vor allem ist es ähnlich zuverlässig.

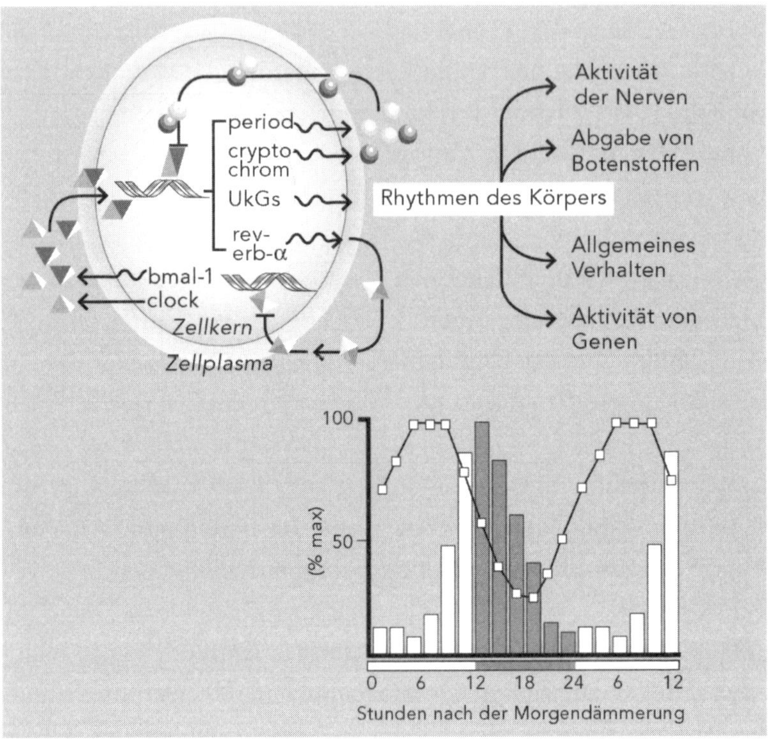

Pendel in den Genen – Vereinfachtes Modell des molekularbiologischen Uhrwerks einer Zelle. Ein Eiweiß-Komplex (*bmal-1* und *clock)* regt das Ablesen verschiedener Gene an. Deren Produkte hemmen entweder direkt ihre eigene Produktion (*period* und *cryptochrom*) oder jene von *bmal-1* und *clock* (*rev-erb-α*). Viele andere Gene reagieren auf das gleiche Signal und modulieren ihre Aktivität. Die Produkte dieser „Uhr-kontrollierten Gene" (UkGs) lösen die rhythmischen Vorgänge überall im Körper aus. Unten ist die Schwankung der Aktivität des *period*-Gens (Linie) und der Menge des dadurch erzeugten *period*-Proteins (Balken) im Laufe eines Tages dargestellt. Mittlerweile sind zwölf Uhren-Gene bekannt.

Zudem können Signale von außen jederzeit in die Biochemie der Zelle eingreifen und die zellinterne Zeitmessung vor- oder zurückstellen. Im Fall der *master-clock* im Mittelhirn stammen diese Signale vor allem von den lichtempfindlichen Melanopsin-Zellen der Augen. Aber auch die Aktivität der Organe überall im Körper wirkt auf die *master-clock* zurück.

Das Mittelhirn wiederum sendet mehr oder weniger direkt Signale in den Körper, die dort für die Korrektur der inneren Uhren sorgen. Solche Signale können Hormone wie Melatonin als Nacht- oder Cortisol als Morgenbote sein. Manchmal sendet das Gehirn auch ein Zeitsignal per Nervenreizungen, oder es helfen sich die Rhythmen mehrerer Nachbarzellen innerhalb eines Gewebes gegenseitig auf die Sprünge und so fort.

Das Auf und Ab der Uhren-Eiweiße ist dabei kein Selbstzweck. Sie sind viel mehr als nur Bestandteile des molekularen Uhrwerks. Sie dienen der Zelle als Uhrzeiger, oder besser: als Befehlshaber über große Teile ihres Erbguts. Denn je mehr eines bestimmten Uhren-Eiweißes im Inneren der Zelle vorhanden ist, desto mehr davon bindet an verschiedenen Stellen an das Erbgutmolekül DNA und kann dort direkt darüber bestimmen, welche ihrer rund 23 000 Gene die Zelle gerade benutzen kann und welche nicht.

Deshalb weiß jeder Teil unseres Körpers unter normalen Umständen immer sehr genau, wie viel Uhr es ist. Und auf diesem Weg sorgt die zelluläre Uhr dafür, dass wir uns im Laufe eines Tages in unserem tiefsten Innern – in den winzig kleinen Kernen unserer Billionen Zellen – systematisch und periodisch verwandeln.

Als die US-amerikanische Biologin Huda Akil im Jahr 2013 das rhythmisch-musische Fundament des Lebens in den Zellen von Toten aufspürte, deren jeweilige Genaktivität im Moment des

Sterbens eingefroren worden war (ich berichtete im zweiten Kapitel), zeigte sich überdeutlich: Die innere Uhr einer jeden Zelle hat ihre ganz eigene, wichtige Aufgabe. Die Anpassung an diesen Planeten mit seinen immer wiederkehrenden Wechseln aus Tag und Nacht hat aus uns im Zuge der Evolution wandelnde Uhrengeschäfte gemacht. Wir sind ein Konglomerat teils gegenläufiger, teils gemeinsam, teils völlig unabhängig voneinander schwingender Systeme.

Sind deren Zyklen gut aufeinander abgestimmt, verschafft es unserer Biologie viele Vorteile. Diese Verknüpfung zu einem großen Räderwerk hält uns dauerhaft gesund, denn sie garantiert das zeitlich korrekte Ineinandergreifen der physiologischen Vorgänge, die unser Innerstes erst ausmachen.

Was hätten wir beispielsweise davon, wenn unser Gehirn für ein maximales Reaktionsvermögen gerade dann sorgen würde, wenn es uns gleichzeitig zum Schlafen animierte? Nichts außer verschwendeter Energie. Oder was brächte es uns, wenn die Leber den Blutzuckerspiegel nicht kurz vor dem Aufwachen erhöhte, sondern vor dem Einschlafen? Neuen Studien zufolge auf Dauer Diabetes! Und warum wohl trainieren moderne Sportler vor allem zu der Tageszeit, zu der der nächste Wettkampf stattfinden wird? Bestimmt nicht, weil sie dann weniger erfolgreich sind.

Eine Vielzahl möglicher Begleiter auf dem Weg ins Leben *mit* der Zeit habe ich in diesem Buch bereits vorgestellt. Nun fehlt nur noch einer: das optimale Timing von Essen und Sport.

Es beeinflusst ganz direkt die Aktivität der vielen Uhren-Gene unserer Zellen und Organe – und kann richtig eingesetzt helfen, das zeitliche Gleichgewicht in unserer Rhythmik zu bewahren.

Alles hat seine Zeit

Vor gut fünf Jahren lebten im Labor der Biologen Deanna Arble und Joseph Bass an der Northwestern University in Evanston, USA, ein paar kleine, unscheinbare Mäuse. Die Forscher kümmerten sich hervorragend um die Tiere. Es fehlte ihnen an nichts. Vor allem fütterten Arble und Bass die putzigen Nager gut. Wer genauer hinsah, entdeckte folglich auch, dass die Mäuse leicht übergewichtig waren. Im Mittel wogen sie um die dreißig Gramm.

Wer nachts in das Labor zurückkehrte, bekam eine zweite Gruppe von Mäusen zu Gesicht. Diese waren gleich alt wie die anderen. Sie lebten weitgehend unter identischen Bedingungen, bekamen gleich viel Zuwendung und Futter, waren genauso aktiv. Der einzige Unterschied zwischen beiden Gruppen war das Timing der Mahlzeiten. Die einen mussten wider ihre Natur tags aktiv sein und Fressen. Die anderen durften wie gewohnt nachts wach sein, sich ernähren, herumtoben und tags schlafen. Obwohl bei der nachtaktiven Gruppe sogar die Kalorienzufuhr und der Energieverbrauch mit denen der tagaktiven Gruppe weitgehend identisch waren, wogen diese Tiere im Mittel fünf Gramm weniger – immerhin ein Fünftel ihres ganzen Körpergewichts.

Damit ist das Resultat des so simplen wie bahnbrechenden Experiments bereits verraten. Die Tiere, die fressen und herumrennen durften, wann es ihrer inneren Zeitmessung entsprach, konnten die Energie offenbar viel besser verwerten. Der Körper der anderen Mäuse hatte hingegen Probleme mit der Nahrungsverwertung und lagerte deutlich größere Mengen im Fettgewebe ein.

„Essen zur falschen Zeit scheint zum Dickwerden beizutragen", sagt denn auch Deanna Arble. Ihr Experiment liefere deutliche

Hinweise darauf, warum Schicht- und Nachtarbeiter so viel häufiger übergewichtig seien als andere Menschen: „Deren Arbeitspläne zwingen sie dazu, zu Zeiten zu essen, die im Konflikt stehen zu den natürlichen Rhythmen ihres Körpers." Und das mache vermutlich nicht nur Mäuse dick, sondern auch Menschen.

Mittlerweile liegen eine ganze Reihe weiterer Studien mit Tieren sowie einige Untersuchungen bei Menschen vor, die das Resultat aus den USA bestätigen. Von Fruchtfliegen und Hamstern wissen Forscher beispielsweise, dass es ihre Lebenserwartung deutlich verringert, wenn sie ständig ihre inneren Uhren umstellen und so zur falschen Zeit fressen müssen. Kaum ein Wissenschaftler bestreitet noch, dass ein falsches Timing von Mahlzeiten und körperlicher wie geistiger Aktivität das seelische und körperliche Gleichgewicht von Menschen gefährdet.

Längst wisse man, dass Störungen der inneren Uhr „Diabetes und viele andere Stoffwechselkrankheiten begünstigen", sagt auch Paolo Sassone-Corsi, auf innere Uhren spezialisierter Molekularbiologe aus Irvine, USA. Vieles spreche dafür, dass bestimmtes Verhalten wie das Essen zur falschen Zeit die Regulation der Gene in den Zellen dauerhaft verändert und so den ganzen Körper aus dem Gleichgewicht bringt. Es mache ihn krankheitsanfällig. (Im Kapitel über Schichtarbeit bin ich darauf schon ausführlich eingegangen.)

Sassone-Corsi ist Epigenetiker, das heißt, er beschäftigt sich mit biochemischen Strukturen, die unsere Zellen an oder neben den Genen anbringen oder entfernen. Damit speichert die Zelle Informationen, welche Teile ihres Erbguts sie benutzen kann und welche nicht. Biologen nennen dieses System auch das Gedächtnis der Zelle. Und weil die Zelle mit einer Veränderung ihrer Epigenetik auf Umwelteinflüsse antwortet, etwa darauf, wann und wie viel wir essen oder wann und wie viel Sport wir treiben, ist unser Körper in der Lage, sich dauerhaft an gute oder schlechte Entwicklungen zu erinnern.

Bei den Mäusen, die nur tags fressen durften, läutete dieses Prinzip eine negative Entwicklung ein. Stimmt das Timing von Aktivität und Mahlzeiten jedoch, kann es das Gedächtnis der Zellen durchaus in eine positive, gesund erhaltende Richtung verändern. Auch jenseits des allmächtigen Faktors Licht können wir also einen verstärkenden, stabilisierenden Einfluss auf unsere innere Zeitmessung nehmen.

Der Epigenetiker aus Irvine war einer der Ersten, die entdeckten, dass manche Uhren-Gene das epigenetische Schaltersystem benutzen, um große Teile des Erbguts der von ihnen rhythmisch organisierten Zellen im Tageszyklus herauf- oder herunterzuregulieren. Ich erwähnte bereits, dass sehr viele Gene einer jeden Zelle tagesrhythmische Aktivitätsschwankungen aufweisen. Es sind epigenetische Schalter, die diese Rhythmik biochemisch verantworten. Und weil die zugehörigen epigenetischen Enzyme spezifisch arbeiten, sind immer nur jene Gene beteiligt, die eine Zelle tatsächlich braucht. Die Leber produziert zum Beispiel nur dann Verdauungsenzyme, wenn sie mit der Nahrungsaufnahme rechnen kann, bei Menschen tags, bei Mäusen nachts.

So entdeckte der US-amerikanische Endokrinologe Dan Feng, dass in Leberzellen von Mäusen am Tag, wenn die Tiere für gewöhnlich schlafen, ein epigenetisches Enzym (HDAC3) zusammen mit einem bestimmten Uhren-Eiweiß (*Rev-erba*) sagenhafte 14 000 Gene auf einmal abschaltet. Nachts, während der Aktivitäts- und Fressphase der Tiere, fehlt das Uhren-Eiweiß, und bis auf hundert Gene sind alle zuvor stumm geschalteten Gene wieder aktivierbar.

Störte Feng das System, indem er das epigenetische Enzym ausschaltete, lief der Stoffwechsel der Mäuse völlig aus dem Ruder. Die Zellen begannen, Leberenzyme zur falschen Zeit zu produzieren. Die Tiere bekamen eine Fettleber. Damit war auch die chronobiologisch gesteuerte Grundlage einer wichtigen Eigenschaft gesunder Menschen gefunden. Diese verbrennen nachts das Fett, das sie tagsüber in der Leber gespeichert haben. Wer immer wieder die Nacht zum Tag macht, zerstört dieses Gleichgewicht und gefährdet seine Gesundheit.

Hier schließt sich der Kreis: Die Mäuse von Arble und Bass, die nur gegen ihren inneren Rhythmus fressen durften und folglich besonders rasch übergewichtig wurden, hatten genau dieses Problem. Mittlerweile wissen Forscher, dass eine solche Nahrungsaufnahme zur falschen Zeit nicht nur die Genregulation des Leber- und Fettstoffwechsels durcheinander bringt. Auch der Zuckerstoffwechsel, die Fettsäuresynthese und der Abbau von Cholesterin sind betroffen.

Zudem scheint es für das gesunde Gleichgewicht im Körper besonders gut zu sein, dass Mensch und Tier während ihres Schlafs oft mehrstündige Fastenpausen einlegen. Und zerstören Chronobiologen bei Versuchstieren die inneren Uhren wichtiger innerer Organe, versagen diese ihren Dienst. Messen die Zellen der Bauchspeicheldrüse zum Beispiel keine Zeit mehr, führt das zu Diabetes. Ist die innere Uhr von Fettzellen gestört, ist krankhaftes Übergewicht die Folge.

Überträgt man diese Szenarien auf unseren Alltag, wird klar, wie wichtig es ist, zur rechten Zeit zu essen, aktiv zu sein – und zu schlafen. Das letzte Kapitel des Plans für einen natürlichen Umgang mit der Zeit macht uns folglich erst auf Umwegen ausgeschlafener:

Vor allem sorgt es dafür, dass wir schlanker sind und uns fitter fühlen, weil die Zeitmessung der Organe besser aufeinander abgestimmt ist und die gesamte innere Rhythmik kräftig weiterschwingen kann. Indirekt stößt aber auch das Essen zur rechten Zeit das Pendel des Schlaf-Wach-Rhythmus an – und lässt uns ein kleines bisschen tiefer und besser schlafen.

Von peripheren Uhren

Das erste Jahrzehnt im zweiten Jahrtausend war für Chronobiologen eine spannende Zeit. Sie entdeckten nicht nur immer neue Zahnrädchen im molekularbiologischen Uhrwerk der Zellen. Sie fanden auch heraus, dass jedes einzelne Organ, letztlich sogar jede einzelne Zelle, wenn man sie isoliert, weiterhin im ungefähren Tagestakt aktiv ist.

Damit war die Idee der peripheren inneren Uhren geboren. Sie existieren zusätzlich zu der zentralen inneren Uhr im Gehirn – und sie haben grundsätzlich die Möglichkeit, auch völlig unabhängig, in ihrer eigenen Zeit zu leben. Periphere Uhren sitzen in Leber, Fett, Darm und Muskeln, in den Nieren und der Bauchspeicheldrüse. Eigentlich sitzen sie überall.

Sie sorgen dafür, dass jedes Organ immer dann aktiv ist, wenn es benötigt wird. Leber und Bauchspeicheldrüse kontrollieren auf diese Art, dass immer die richtige Menge Energie in Form von Zucker im Blut ist. Das Fettgewebe redet ein gewichtiges Wort mit bei der Steuerung des Appetits. Die Muskulatur reguliert, wie viele Energiereserven sie zur Verfügung hat und wie sie ihre Energie umsetzt. Und die Niere beeinflusst den Blutdruck und das Tempo, mit dem sich die Blase füllt. (Wer es genau wissen will: Deshalb müssen wir normalerweise nachts nicht auf die Toilette.)

All diese Uhren reagieren, wenn wir sie benutzen. Wenn wir Tischtennis spielen, einen Schweinebraten essen, ein Glas Wasser trinken, uns entspannen, unserer Verdauung Zeit geben, ein Nickerchen machen: Immer verändert sich der Takt zumindest einiger unserer peripheren Uhren. Das kann deren Schwingung verstärken, abschwächen oder verschieben, je nachdem, ob das Signal im biologisch angemessenen Moment kommt oder nicht.

Im Darm verändert sich die Genaktivität der einzelnen Uhren-Gene zum Beispiel in Abhängigkeit von den Essenszeiten. Zumindest wenn wir regelmäßige Zeiten einhalten, kann sich das Verdauungsorgan deshalb auf die zu erwartende Schwerstarbeit vorbereiten. Zusätzlich erhalten die Uhren der Organe Signale der *master-clock* im Mittelhirn. Sie steht – wie schon mehrfach erwähnt – über die Augen im ständigen Kontakt mit der Außenwelt und meldet dem gesamten Körper, welche Uhrzeit es gerade ist.

Verstehen wir also die Botschaften in den ersten sieben Kapiteln dieses Buchs – schlafen wir ausreichend lang und im Einklang mit unserem zentralen inneren Rhythmus, nutzen wir den Zeitgeber Licht, machen wir Pausen –, dann stärkt das nicht nur die inneren Uhren von Gehirn und Hormonsystem und damit den Schlaf-Wach-Rhythmus. Es unterstützt auch unsere Organe bei der komplexen Aufgabe, ihr Zeitgefühl zu bewahren. Dass uns das gesund hält, habe ich schon oft genug erwähnt.

Jetzt möchte ich jedoch auf etwas anderes hinaus: Unsere Physiologie kennt keine Einbahnstraßen. Alles, was meist unbewusst in unserem Körper geschieht, befindet sich in einem geschlossenen Regelkreis. Jede organische Regung passiert deshalb nicht einfach nur, sie ist gleichzeitig immer auch eine Rückmeldung an Gehirn und Hormonsystem.

Das Denkorgan kontrolliert auf diesem Weg, ob alles mit rechten Dingen zugeht, und sendet notfalls ein Korrektursignal. Aus diesem Grund haben die peripheren Uhren auch das Potenzial, das Tempo und die Stärke der zentralen Zeitmesser-Zellen in der *master-clock* zu verstellen. Sorgen wir mit einer chronobiologisch unnatürlichen Lebensweise dafür, dass die peripheren Uhren aus dem Takt geraten, kann letztlich die Zeitmessung des gesamten Körpers stolpern.

Joseph Takahashi vom Howard Hughes Medical Institute in Dallas, USA, einer der Stars unter den Chronobiologen, hat das schon im Jahr 2010 erkannt: „Funktionieren die peripheren Uhren gut, sorgt das dafür, dass die Prozesse des Stoffwechsels mit den Anforderungen aus der Umwelt synchronisiert sind", schreibt er in *Science*. Und das sei „ungemein wichtig für einen gesunden Organismus".

Laut Takahashi beeinflussen die zentralen, vom Tageslicht justierten inneren Uhren des Gehirns vor allem, wie schläfrig oder wach wir sind. Und sie steuern das grobe Timing der Mahlzeiten. Wann exakt wir essen, wie fett- oder kohlenhydratreich die Mahlzeit ist, ob wir fasten, uns besonders viel bewegen oder ruhen, wirkt hingegen auf die peripheren Uhren.

Schlafentzug, zu fettes Essen, verlängerte Wachphasen, Sport in der Nacht oder Stoffwechselstörungen wie eine Insulin-Unempfindlichkeit verschieben folglich unsere Rhythmen oder schwächen ihre Amplituden ab. Besonders fatal: Viele Krankheiten – etwa Diabetes oder Fettsucht – setzen auf diesem Weg einen Teufelskreis in Gang.

Umgekehrt haben wir dank der peripheren Uhren aber auch ein probates Werkzeug an der Hand, mit Hilfe der zeitlichen Planung von Aktivitäten einige basale Elemente des Stoffwechsels zum Guten zu wenden: den Blutzuckerspiegel, die Blutfettwerte und den Fettsäuregehalt zum Beispiel.

Es wäre ziemlich kurzsichtig, sich diese Chance entgehen zu lassen.

Warum wir zur rechten Zeit essen sollten

Die moderne Lebensweise stört viele Rädchen des Uhrwerks in unserem Körper. Wir gehen oft spätabends zum Workout ins Fitnessstudio oder zum Feierabendfußball in den Park und essen danach noch eine vollwertige Mahlzeit – am besten heruntergespült mit kalorienreichem Bier. Andere füllen sich den Bauch allabendlich wegen wichtiger Geschäftsessen reichlich, fett und oft auch alkoholisch. Von Schichtarbeit und Fernreisen ganz zu schweigen.

Das alles ist nicht schlimm – wenn man es nicht ständig macht. Wird die falsch getimte Belastung durch unzeitiges Essen und Sport indes zu groß, droht die interne Desynchronisation biologischer Rhythmen, vermutlich sogar dann, wenn man ansonsten alles richtig macht, ausreichend und zur rechten Zeit schläft und ans Tageslicht geht.

Für periphere innere Uhren spielen Licht und Mittelhirn also ausnahmsweise mal nicht die Hauptrolle. Tiere, deren *masterclock* nicht funktioniert, lassen sich gut auf einen bestimmten Rhythmus trainieren, wenn man ihnen regelmäßig zu einer bestimmten Zeit zu fressen gibt. Und auch viele blinde Menschen haben einen intakten inneren Rhythmus, obwohl ihnen die helligkeitsempfindlichen Melanopsin-Zellen fehlen. Vermutlich übernimmt der Zeitpunkt der Mahlzeiten deren Job, ähnlich wie bei anderen Betroffenen die Melatonintablette vor dem Zubettgehen als Zeitgeber dient.

Der Berliner Chronobiologe Achim Kramer sagt: „Mit Essen zum richtigen Zeitpunkt kann ich möglicherweise die Amplitude der Uhren gezielt verstärken." Diesen Effekt versucht er selbst gelegentlich auf Geschäftsreisen zu nutzen: „Wenn ich nur für vier Tage nach San Francisco fliege, dann esse ich dort halt nachts ‚zu Mittag', damit sich meine peripheren inneren Uhren gar nicht erst umstellen." Ähnlich gute Effekte hat das Timing des Sports am Zielort. Achim Kramer sollte auf seinen Kurztrips also besser auch die Fitnessräume des Hotels nur nachts besuchen.

Bleibt er indes länger in Kalifornien und möchte seine Uhren rasch umstellen, sollte er Sport und Mahlzeiten so schnell es geht den Gepflogenheiten am Zielort anpassen. Ich bin bei meinem letzten Besuch in San Francisco zum Beispiel jeden Morgen joggen gewesen (man ist ja zunächst sehr früh wach) und habe anschließend ordentlich gefrühstückt (am liebsten Pancakes). Und tatsächlich: Wie die Chronobiologen voraussagen, sorgten die starken Signale, die zentrale und periphere Uhren gleichermaßen ansprechen, für eine rasche innere Umstellung.

Für Daheimgebliebene gilt die gleiche Botschaft, wenn sie ihre Uhren zwar nicht verstellen, aber doch synchronisieren und stärken wollen: möglichst regelmäßig und vor allem zu identischen Zeiten essen und Sport treiben, dazwischen höchstens zu kleinen kalorienarmen Snacks greifen. Und bei der Festlegung des Zeitplans am besten intuitiv auf das eigene Hungergefühl hören. Denn dieses ist natürlich vom individuellen Chronotyp abhängig.

Wenn bei Ihnen zu Hause der Sohn im Teenageralter zum Frühstück keinen Bissen herunterbekommt, während Papa sich bereits den Bauch vollschlägt, ist das völlig normal. Bitte, quälen Sie den Jungen nicht. Denn Sie wissen ja inzwischen, dass die inneren Uhren von Jugendlichen deutlich verzögert ticken. Eine

Scheibe Brot oder ein Joghurt reichen dem Jungen zunächst. Und später in der ersten großen Pause gibt's halt eine fette Stulle. Dann haben die Zeiger der Organ-Uhren des Jugendlichen vielleicht endlich jene Stellung erreicht, die sie beim Vater schon zum Frühstück innehatten.

Ist schließlich der Appetit gestillt, spürt das auch die Leber. Der Molekularbiologe Michael Hottiger von der Universität Zürich erforscht den Einfluss der Nahrung auf die inneren Uhren dieses wichtigen Organs: „Es gibt vermutlich gleich mehrere direkte Verbindungen zwischen dem Stoffwechsel und den inneren Uhren in peripheren Organen." Sehr viele aktive Enzyme hingen „in ihrer Wirkung direkt von metabolischen Produkten ab". Die Konzentration dieser Stoffwechselprodukte, etwa der Ko-Substrate NAD+ und Acetyl-CoA, schwanke stark, je nachdem, ob wir essen oder fasten. Und das verstelle wiederum das molekulare Uhrwerk.

Dem vormittäglichen Gang ans Licht sollte deshalb laut Hottiger ein energiereiches Frühstück vorangehen und ein großzügiges Mittagessen folgen. Das unterstütze den natürlichen Rhythmus ideal. Esse man dagegen spätabends noch einen Teller Nudeln oder andere Gerichte, die reich an Kohlenhydraten sind, verschiebe sich der Rhythmus. „Die Leber hat dann das Gefühl, es ist noch helllichter Tag."

Wenn nicht gerade in den nächsten Tagen eine Nachtschicht oder ein weiter Flug nach Westen anstehen, ist energiereiche Kost spätabends oder nachts also eine schlechte Idee.

Umgekehrt unterstützt Essen zur rechten Zeit vermutlich auch eine Schlankheitskur: 420 Spanier, die mit Hilfe eines Diätplans Gewicht abnehmen wollten, wurden im Jahr 2013 unter anderem vom Harvard-Forscher Frank Scheer wissenschaftlich begleitet.

Obwohl alle ungefähr das Gleiche aßen, ähnlich viel Sport trieben und vergleichbar lange schliefen, nahm jene Hälfte besonders rasch und anhaltend ab, deren Hauptmahlzeit vor 15 Uhr nachmittags lag.

In einer anderen aktuellen Studie versuchte Scheer etwas beinahe Unmögliches: Er ließ zwölf Probanden für 13 Tage nach einem strengen Protokoll so im Labor leben, dass der reine Tageszyklus ihres Appetits von allen anderen Rhythmen im hochverzahnten Räderwerk des Zeitgefühls getrennt war und isoliert betrachtet werden konnte. Dazu mussten die Menschen bei heruntergedimmtem Dauerlicht unabhängig von der Tageszeit in regelmäßigen kürzeren Abständen schlafen, aktiv sein und einen Imbiss einnehmen.

„Zum Ende dieses langen Protokolls verteilten alle Teilnehmer ihre Aktivitäten und Mahlzeiten gleichmäßig über Tag und Nacht", sagt Scheer. Diese Handlungen waren von den inneren Uhren weitgehend abgekoppelt. Einflussfaktoren wie das Tageslicht oder der Zeitpunkt der letzten Mahlzeit wirkten nicht mehr auf den Appetit der Probanden ein. Offenbar allein vom inneren intuitiven Zeitgefühl gesteuert, hatten die Testpersonen morgens um 8 Uhr die geringste und abends um 20 Uhr die größte Lust, etwas zu essen.

Wenn wir im Alltag morgens Hunger haben, liegt das also vor allem an den zurückliegenden Fastenstunden während des Schlafs und nicht an den peripheren Uhren. Ganz anders das abendliche Hunger-Hoch. Dafür sorgen wohl die inneren Uhren der zuständigen Organe ganz direkt. Diese Einrichtung half unseren Vorfahren vermutlich beim Aufbau wichtiger Energiereserven für die bevorstehende Nacht und den kommenden Tag. Doch bei uns, die wir immer einen vollen Kühlschrank haben, erhöht es allenfalls das Risiko für Übergewicht.

Zudem verschiebt unser heutiger Lebensstil vermutlich nicht nur den Beginn der Schläfrigkeit immer weiter in die Nacht hinein. Auch die innere Appetit-Uhr war bei unseren Vorfahren vermutlich ein ganzes Stück früher in den Tag eingebettet.

Es wäre also empfehlenswert, die peripheren Uhren wieder ein wenig in Richtung Steinzeit zurückzudrehen.

Wake-up-Plan 8
Morgens Energie, abends Substanz

Die Bürger der sogenannten entwickelten Welt wagen seit einigen Jahrzehnten ein gigantisches Selbstexperiment mit ungewissem Ausgang. Künstliches Licht, Büroarbeit, Essensangebot und Medienkonsum rund um die Uhr rauben ihnen den Zugang zu den Zeitgebern der Natur. Der physikalisch vorgegebene Wechsel zwischen Tag und Nacht entscheidet schon lange nicht mehr, wann wir essen oder körperlich aktiv sind.

Mitch Lazar, Chronobiologe an der University of Pennsylvania, USA, und Entdecker des wichtigen Uhren-Gens *rev-erb-α*, ist fest davon überzeugt, dass wir durch eine natürlichere Taktung unserer Aktivitäten länger gesund blieben: „Warum sonst soll die Natur die biologischen Rhythmen so streng an die Erdrotation gekoppelt haben?"

Im letzten Teil des *Wake up!* Plans geht es mir genau darum: die vielen inneren Organ-Rhythmen wieder enger an die Zyklen der Natur zu koppeln – im Interesse unserer Gesundheit, unserer Leistungsfähigkeit und unseres Wohlbefindens.

- Für die peripheren Uhren in den inneren Organen scheint das Timing der Mahlzeiten besonders wichtig: „Wer morgens und mittags energiereich isst, abends bereits etwas weniger und spätabends und nachts gar nichts mehr, passt die Nahrungsaufnahme am besten an die Rhythmen an", sagt der Züricher Michael Hottiger. Ganz nebenbei werden dann auch die Kalorien optimal verbrannt. Man hält am leichtesten sein Gewicht. Verzichten wir über längere Zeit auf spätabendliche Schokoladen-, Chips- oder Gummibärchen-Orgien, haben wir schon bald vielleicht gar keine Lust mehr darauf.

- Auch die Zusammensetzung der Mahlzeiten entscheidet: Chronobiologisch spricht vieles dafür, dass wir insgesamt weniger Fett essen sollten und vor allem abends weniger Kohlenhydrate. Das ist ein gutes Signal an die peripheren Uhren, stärker und etwas früher zu ticken.
- Auch wenn's weh tut: Starkes Übergewicht sowie eine Unempfindlichkeit gegenüber dem Stoffwechselhormon Insulin (Vorstufe von Typ-2-Diabetes) scheinen das Risiko für desynchronisierte innere Rhythmen deutlich zu erhöhen. Allein schon deswegen sollten wir nicht zu sehr an Gewicht zulegen und nicht zu viele Süßigkeiten essen sowie zuckerhaltige Limonaden trinken. Der Body-Mass-Index (Gewicht in Kilogramm zwei Mal hintereinander geteilt durch die Körpergröße in Metern) sollte unbedingt unter 30 bleiben.
- Wir sollten viel Sport machen (ich weiß, ich bin wirklich nicht der Erste, der das predigt). Wir sollten aber auch darauf achten, wann wir uns bewegen: Körperliche Aktivität am Tag unterstützt die peripheren Uhren, nachts ist sie hingegen kontraproduktiv. Den vielen Menschen, die morgens Probleme mit dem Aufstehen haben, hilft es, wenn sie sich überwinden und gezielt am Morgen Sport treiben. Sie werden dadurch schon bald etwas leichter aus den Federn kommen.

- Viele Sportler lassen die peripheren Muskel-Uhren schon heute für sich arbeiten. Das gelingt ganz einfach, indem sie immer zu der Uhrzeit trainieren, zu der der nächste Wettkampf stattfinden soll.
- Wie bei allen anderen Tipps des *Wake up!* Plans gilt hier besonders: Bloß nicht zu dogmatisch sein. Innere Uhren sind flexibel und verzeihen viel. Nur zur Regel darf das Leben gegen die innere Zeit nicht werden.

Schlusswort
Die wiedergefundene Zeit

Außerzeitlichkeit

„(...) es war ein Wesen, das nur dann in Erscheinung trat, wenn ich aufgrund einer solchen Identität zwischen Gegenwart und Vergangenheit in das einzige Lebenselement versetzt wurde, in dem es existieren und die Essenz der Dinge genießen konnte, das heißt außerhalb der Zeit."
Marcel Proust: Die wiedergefundene Zeit

Dem modernen Menschen ergeht es wie Marcel Prousts Ich-Erzähler im Jahrhundertroman „Auf der Suche nach der verlorenen Zeit". Das Erdrückende des Gegenwärtigen hat allzu große Macht. Die Komplexität des neuen Zeitalters überfordert. Das Gefühl, im Strudel der Geschehnisse und angesichts allzu hoher Anforderungen seiner Träume, seines Lebensziels beraubt zu sein, ein nutzloses Dasein zu fristen, beherrscht ihn die meiste Zeit.

Obgleich der erste Band des Romans schon 1913 erschien, sind diese Probleme aktueller denn je.

Am klarsten offenbart das Swann, zweite Hauptfigur des Romans und eine Art Prototyp des modernen Menschen. Swanns eigentliches Lebensziel, ein ausgereiftes, bleibendes Kunstwerk zu schaffen, verliert er in den Wirren des Alltags völlig aus dem Blick.

Doch es gibt einen entscheidenden Unterschied zwischen beiden Protagonisten: Der Erzähler schläft gerne. „Lange Zeit bin ich früh schlafen gegangen“, lauten seine ersten Worte. Und etwas später: „Der Schlafende spannt in einem Kreise um sich den Ablauf der Stunden, die Ordnung der Jahre und der Welten aus.“ Prousts Held schöpft einen Großteil seiner Energie und Kreativität aus dem seltsamen Zwischenreich zwischen Wachen und Schlafen, in dem das Zeitgefühl verschwindet – und damit auch der destruktive Eindruck, die Zeit verloren zu haben.

Tatsächlich wissen wir in solchen Momenten – die Proust „außerzeitlich“ nennt – nicht mehr recht, was Gegenwart ist, was Erinnerung und was eine völlig neue Assoziation, die entsteht, weil die beiden sonst so streng getrennten Bewusstseinssphären – Schlafen und Wachen – tief in unserem Gehirn für einen Augenblick miteinander kommunizieren. Es sind im besten Sinne zeitlose – unverbrauchte – Momente.

„Auf der Suche nach der verlorenen Zeit“ ist ein Buch der Erinnerungen. Und es scheint, als seien viele der notierten Gedanken gerade in der Außerzeitlichkeit des Einschlafens, Wachliegens und Aufwachens entstanden. Für den Freiburger Literaturwissenschaftler Thomas Klinkert sind die „Gedanken über den Schlaf und die damit verbundenen Bewusstseinsveränderungen“, die Prousts Protagonist immer wieder äußert, sogar die „Keimzelle seines Erzählens“.

Letztlich ist es das eigentliche Thema des 4000 Seiten langen Buches, einen unverstellten, intuitiven und natürlichen Zugang zu Zeit und Schlaf (wieder) zu finden. Scheinbar hat Marcel

Proust schon vor mehr als hundert Jahren etwas erkannt, was der großen Mehrheit der heutigen Menschen verborgen bleibt: Ein natürliches, intuitives Gefühl für Zeit verleiht dem Leben beglückende Tiefe. Und es ist untrennbar verbunden mit ausreichendem Schlaf.

Im letzten Band „Die wiedergefundene Zeit" verlässt Prousts Erzähler denn auch das nutzlose Leben *gegen* die Zeit und kehrt in ein Leben *mit* der Zeit zurück. Als Greis lässt er seine Vergangenheit an sich vorüberziehen, beginnt seine Erinnerungen aufzuschreiben. Möglich wurde das nur, weil er sich von der äußerlich vorgegebenen gesellschaftlichen Mainstream-Zeitachse befreit und seinen Lebensrhythmus selbst bestimmt.

So findet er seine Intuition zurück, und ihm gelingt ein Kunststück, das nur auf den ersten Blick absurd erscheint: Gerade weil er die Zeit vergisst, bekommt er sein Zeitgefühl zurück.

Dieser geniale Dreh des Romanciers Proust funktioniert noch heute. Jeder von uns sollte versuchen, das gesellschaftliche Zeitkorsett gezielt zu ignorieren, um zur persönlichen Zeitmessung zurückzukehren. Wir müssen nur unsere chronobiologischen Bedürfnisse wiederentdecken, den inneren Uhren durch ein naturverbundeneres Leben auf die Sprünge helfen und so manche politische Fessel lösen.

Das entscheidende Werkzeug auf dem Weg dorthin ist der erholsame und ausreichende Schlaf. Auch das hat Proust bereits begriffen: Eine ausgeschlafene Gesellschaft, in der die Menschen gerne früh schlafen gehen und morgens lange im Bett liegen bleiben, eine Gesellschaft, in der sie so wenig Schlafdefizit aufbauen, dass sie immer wieder in den wohligen Dämmer zwischen Schlaf- und Wachbewusstsein eintauchen, ist eine glückliche Gesellschaft.

Nicht von ungefähr sind es gerade kreative Menschen – Künstler, Schriftsteller, Theatermacher –, die schon heute am ehesten ihren persönlichen Rhythmus leben, die keinen Wecker stellen müssen. Und nicht umsonst waren es auch in der Vergangenheit die kreativen Genies – etwa Albert Einstein oder Johann Wolfgang von Goethe –, die angeblich immer großen Wert auf ausreichenden Schlaf und eine individuelle Rhythmik legten.

Der Wake-up-Masterplan
In acht Punkten zur ausgeschlafenen Gesellschaft

1. Gehen Sie tags nach draußen. Helles Licht stärkt Ihre innere Rhythmik. Das macht Sie tags aktiver und leistungsfähiger und lässt Sie nachts besser und tiefer schlafen. Angestellte sollten Anspruch auf kurze Spaziergänge oder Lichtduschen während der Arbeitszeit haben. Tageslichtlampen können in Innenräumen helfen.

2. Meiden Sie spätabends und nachts helles Licht. Zu helle Innenraumbeleuchtung, aber auch der Blick auf den Computermonitor oder das Smartphone zögern den Zeitpunkt des Müdewerdens hinaus und stören den Beginn des Schlafs. Die letzte Stunde vor dem Zubettgehen sollten E-Mail-Lesen und Computerspielen tabu sein.

3. Achten wir mehr auf unseren Chronotyp. Die ganze Gesellschaft profitierte von einer effektiveren Nutzung der individuellen Chronotypen. Arbeitgeber sollten ihre Angestellten gemäß dem angeborenen Tempo ihrer inneren Uhren einsetzen. Eulen und Eulenhafte erst ab mittags, Lerchen und Lerchenhafte schon ab morgens.

4. Weg mit der Sommerzeit! Wir müssen Schlafräuber aller Art konsequent aus unserem Leben verbannen. Späte Krimis im TV, der starke Kaffee nach dem Abendessen, zu viel Alkohol, aber auch zu viele Überstunden oder Öffnungszeiten rund um die Uhr gefährden unseren Schlaf und damit die Leistungsfähigkeit. Volkswirtschaftlich gesehen gehört vor allem die Sommerzeit abgeschafft. Sie raubt rund zwei Dritteln der Bevölkerung für sieben Monate permanent kostbare Schlafenszeit.

5. Denken wir bei Schicht- und Nachtarbeit um. Nachtarbeit darf nur noch erlaubt sein, wenn sie unvermeidbar ist. Schichtpläne sind an die Chronotypen der Mitarbeiter anzupassen. Sie dürfen nicht mehr rund um die Uhr rotieren. Mitarbeiter sollten nur noch zwischen zwei Schichten wechseln. Im Schichtwechsel oder auch nach Geschäftsreisen über viele Zeitzonen hinweg muss es längere Pausen geben.

6. Die Schule muss später beginnen. Jugendliche benötigen mehr Schlaf als Erwachsene und werden aus biologischen Gründen abends spät müde und morgens sehr spät wach. Die Schule muss deshalb später beginnen: für Grundschüler und die Unterstufe der weiterführenden Schulen nicht vor 8:30 Uhr, für die Mittelstufe nicht vor 9 und für die Oberstufe nicht vor 10 Uhr.

7. Helden machen Pausen. Wir müssen lernen, bei der Arbeit auch mal innezuhalten, abzuschalten, ein Nickerchen oder einen Spaziergang zu machen. Diese Strategie sorgt für gesundes, kreatives Personal, das trotz der Pausen mehr Arbeit mit besserer Qualität erledigt. Vorgesetzte sollten diesen Trend vorleben. Und Unternehmen sollten ihn zum Beispiel mit Powernapping-Seminaren und Ruheräumen unterstützen.

8. Essen wir regelmäßig. Drei große Mahlzeiten täglich, meist zur gleichen Zeit, unterstützen die innere Rhythmik, halten schlank, leistungsfähig und gesund – und helfen vielleicht sogar beim Schlafen. Sport ist vor allem tagsüber erlaubt, bei Problemen mit dem morgendlichen Aufstehen am ehesten vormittags.

Plädoyer für eine neue Zeitkultur

Während der Monate, in denen ich dieses Buch schrieb, versuchte ich, mich selbst an den *Wake up!* Plan zu halten. Ausschlafen war werktags leider unmöglich, denn ich habe schulpflichtige Kinder. Aber waren diese aus dem Haus, ging ich so oft wie möglich eine Runde laufen. Danach erledigte ich ein paar Dinge im Haushalt, ging einkaufen oder arbeitete weniger anspruchsvolle Aufgaben am Schreibtisch ab.

Schließlich schrieb ich an meinem Buch oder kümmerte mich um andere wichtige Arbeiten – nicht ohne regelmäßige Pausen, ein ausführliches Mittagessen und gelegentlich ein kleines Nickerchen einzubauen. Diese Tätigkeiten fielen mir um diese Uhrzeit und mit den Unterbrechungen äußerst leicht. Wenn die Kinder aus der Schule kamen oder meine Frau von der Arbeit, nahm ich mir etwas Zeit für die Familie. Im Gegenzug konnte es durchaus passieren, dass ich mich auch nach dem Abendessen noch einmal an den Schreibtisch setzte.

An Wochenenden und in den Ferien schliefen wir wann immer möglich aus und gingen tagsüber viel nach draußen. Beim abendlichen Medienkonsum versuchte ich, mich zu mäßigen. Und ich achtete zumindest werktags darauf, nicht allzu spät zu Bett zu gehen.

Heute kann ich behaupten: Diese Lebensführung hat mir äußerst gut getan. Ich bin chronobiologisch gesehen ein Normaltyp, benötige täglich etwa acht Stunden Schlaf, die ich unter der Woche eigentlich nie bekomme. In den Ferien schlafe ich am liebsten von 1 Uhr nachts bis 9 Uhr morgens. Mit Hilfe des zumindest in Ansätzen auf meine biologische Zeitmessung ausgerichteten Zeitmanagements war ich so fit wie lange nicht mehr.

Der hat gut reden, wenden Sie völlig zu Recht ein: Er ist Freiberufler und kann sich seine Zeit weitgehend selbst einteilen. Aber ich bin ohnehin nicht so vermessen, allen Menschen meine persönliche Lebensweise aufdrängen zu wollen. Angestellte oder Schüler können ihren Tagesablauf nicht so unabhängig gestalten. Und für andere Chronotypen – egal, ob Lerchen oder Eulen – sowie für Menschen mit sehr großem oder eher geringem Schlafbedürfnis gelten ganz andere Regeln.

Aber eines ist mir wichtig – und ich hoffe, dieses Buch hat Sie davon überzeugt: Es lohnt sich für alle, auf eine neue Zeitkultur zu setzen. Jeder kann in seinem persönlichen Alltag eine Menge ändern. Zudem sollten wir Arbeitgeber, Gewerkschaften und Politiker dazu bringen, dass sie beginnen, die eminent wichtigen Erkenntnisse der Chronobiologie und Schlafforschung bei ihren Entscheidungen zu berücksichtigen.

Wir leben in den reichsten Ländern der Welt. Dem Durchschnitt der Bevölkerung geht es besser als je zuvor. Wir sind im Mittel sehr gesund. Immer mehr Menschen bleiben bis ins hohe Alter fit. Wir haben reichlich Freizeit und sind äußerst gebildet. Warum ist es dann noch immer so ein großer Luxus, ausreichend Zeit für sich selbst, seine Familie und Freunde zu haben sowie das Timing von Schlaf und Aktivität der Intuition zu überlassen?

Wir sollten es zumindest in Erwägung ziehen, nicht immer nur in Wirtschaftswachstum und neue Autos zu investieren, sondern auch ins Ausschlafen und eine neue Zeitkultur.

Acht Kapitel hat der *Wake up!* Plan. Wenn Sie keine Zeit gefunden haben, das ganze Buch zu lesen, so dürften Sie wenigstens die jeweils letzten Unterkapitel mit den konkreten Forderungen überflogen haben. Natürlich kostet vieles Geld und manches sogar Arbeitszeit, was ich darin propagiere. Auch Ihr innerer Schweinehund wird sich verdammt oft auf den Schwanz getreten fühlen.

Aber es lohnt, die Gedanken ernst zu nehmen und die Forderungen zu diskutieren. Sie basieren auf dem aktuellen Stand der Wissenschaft – und sind zumindest so lange, bis neue Studien etwas anderes belegen, die besten Diskussionsgrundlagen. Gerne knüpfe ich an die Kernbotschaft der Einleitung an und fordere Sie hiermit auf, ihn endlich zu wagen: den Aufbruch in eine ausgeschlafene Gesellschaft! Die Gebrauchsanweisung haben Sie gelesen.

Das Thema ist hochaktuell: Immer mehr Schulen denken über einen späteren Schulbeginn nach. Die Dauer des Gymnasiums wird mancherorts wieder auf neun Jahre verlängert. Volksparteien und Politiker fordern die Abschaffung der Zeitumstellung. Große Unternehmen experimentieren mit neuen Schichtplänen, Ruheräumen und dem Arbeiten im Home-Office. Die Europäische Kommission investiert viel Geld in neue Techniken, die das Tageslicht in unsere Wohn- und Arbeitshöhlen holen.

Die deutsche Familienministerin Manuela Schwesig und der Handelskammerchef Eric Schweitzer treten öffentlich für die 35-Stunden-Woche ein. In Göteborg startet gerade ein wissenschaftlich begleiteter Versuch, bei dem zwanzig bis dreißig Angestellte der Stadt bei gleichem Lohn nur dreißig Stunden pro Woche arbeiten müssen. Kommunalrat Mats Pilhelm will belegen, dass die Stadt damit sogar Geld spart. Die Kurzarbeiter würden seltener krank und seien leistungsfähiger, schließt er aus den Erfahrungen zweier Firmen:

Die norwegische Großmolkerei Tine setzt laut *Spiegel*-Reporter Niels Reise auf den sechsstündigen Arbeitstag bei vollem Lohnausgleich seit sieben Jahren, ein großer Autohändler in Göteborg sogar seit elf. In beiden Fällen seien die Krankschreibungen deutlich zurückgegangen. Der Chef von Tine, Henning Martinsen, präsentierte unlängst eine äußerst positive Bilanz: „Die Effektivität stieg nicht um die 20 Prozent, die zum Ausgleich nötig gewesen wären, sondern sogar um 50 Prozent."

Wissenschaftler aus den USA haben vor kurzem eine siebzehnmonatige Expedition zum Mars simuliert. Ein wichtiger Teil des Experiments bestand darin, dass viele natürliche Zeitgeber fehlten. Die sechsköpfige Crew zeigte schon bald einen gestörten Schlaf-Wach-Rhythmus, ihre Aktivität ließ nach und die Energie schwand. Gegen Ende wirkten die Pseudo-Astronauten wie sediert. Das Fazit von Schlafforscher David Dinges, der die Studie leitete: Sollten Menschen tatsächlich eines Tages zum Mars fliegen, müsse man unbedingt darauf achten, unterwegs den natürlichen 24-Stunden-Rhythmus von der Erde weiterzuleben. Das heiße vor allem, ausreichend Schlaf zur rechten Zeit und reichlich Aktivität in den Wachphasen.

Vielleicht ergeht es uns derzeit ja allen ein wenig wie auf einer Mars-Expedition: Auf den ersten Blick ist alles perfekt, wir haben mehr als genug zu essen, die medizinische Versorgung ist erstklassig und wir können uns auch über mangelnde Abwechslung kaum beklagen. Nur das Gefühl für die Zeit geht uns verloren.

Da kommt die Idee des deutschen Chronobiologen Thomas Kantermann gerade recht: Im Kurort Bad Kissingen möchte er eine Oase der Ausgeschlafenheit erschaffen. Die sogenannte „Chronocity" soll der erste Ort auf dem Globus werden, der auf sämtliche Zeitbedürfnisse seiner Bewohner und Gäste Rücksicht nimmt. Das offizielle Ziel dürfte Ihnen, lieber Leser, inzwischen vertraut vorkommen: „Ein Ausweg liegt in einem respektvollen, selbstverständlichen und bewussten Umgang mit unserem Schlaf und unserer biologischen Uhr. Wir betrachten es als essentiell, die Zusammenhänge im gesellschaftlichen Rahmen von Bad Kissingen zu untersuchen, um innovative und lebensnahe Lösungen zu finden. Unser Ziel ist eine ausgeschlafene Gesellschaft."

Das nenne ich mal modern.

Wir sind also auf einem guten Weg – und wir sind dabei nicht allein. Wider das erbärmliche Diktat der Wecker, Pausenklingeln und Stechuhren! Wachen wir auf in einem Leben *mit* der Zeit.

Lesetipps

Allgemeinverständliche Hintergrundinformation

Till Roenneberg: Wie wir ticken. Die Bedeutung der inneren Uhr für unser Leben, DuMont 2010.

Ingo Fietze & Thea Herold: Der Schlafquotient. Gute Nächte – wache Tage, Hoffmann und Campe 2006 (nur noch antiquarisch).

Brigitte Steger: Inemuri: Wie die Japaner schlafen und was wir von ihnen lernen können, rororo 2007 (nur noch antiquarisch).

Peter Spork: Das Schlafbuch. Warum wir schlafen und wie es uns am besten gelingt, rororo 2008.

Peter Spork: Das Uhrwerk der Natur. Chronobiologie – Leben mit der Zeit, rororo 2004 (nur noch als E-Book oder antiquarisch).

Patientenratgeber

Tilmann Müller & Beate Paterok: Schlaf erfolgreich trainieren. Ein Ratgeber zur Selbsthilfe, Hogrefe 2010.

Jürgen Zulley: Mein Buch vom guten Schlaf. Endlich wieder richtig schlafen, Goldmann 2010.

Peter Spork: Das Schnarchbuch. Ursachen, Risiken, Gegenmittel, rororo 2007 (nur noch als E-Book oder antiquarisch).

Für Fachleute

Kai Spiegelhalder, Jutta Backhaus & Dieter Riemann: Schlafstörungen, Hogrefe 2011.

Tilmann Müller & Beate Paterok: Schlaftraining: Ein Therapiemanual zur Behandlung von Schlafstörungen, Hogrefe 2010.

Bildnachweise

Seite 29: oben: Max-Planck-Gesellschaft/Peter Blachian; unten: Max-Planck-Gesellschaft/Wolfgang Filser.

Seite 61: NASA (Daten: Marc Imhoff & Christopher Elvidge; Bild: Craig Mayhew & Robert Simmon).

Seite 67: Nach A. Wahnschaffe et al.: International Journal of Molecular Sciences 14 (2013), S. 2573–2589.

Seiten 87 und 90: Till Roenneberg, LMU München.

Seiten 114 und 125: National Sleep Foundation, Arlington, USA: 2013 International Bedroom Poll.

Seite 142: Modifiziert nach J.C. Dunlap, J.J. Loros & P.J. DeCoursey: Chronobiology, Sinauer Sunderland, 2004 (S. 75).

Seite 172: Nach T. Roenneberg et al.: Current Biology 22 (2012), S. 939–943.

Seite 192: Entnommen aus: Peter Spork: Das Schlafbuch, © Rowohlt 2007.

Seite 202: Sibylle Hamann und Edith Holzer. 2001. „Böse Geschäfte“, Profil 35 (27 August): 38–45.

Seite 212: Nach M.H. Hastings et al.: Nature Reviews Neurosciences 4 (2003), S. 649–661, entnommen aus: Peter Spork: Das Uhrwerk der Natur, © Rowohlt 2004.

Dank

Ohne die vielen Helfer, Zuhörer, Mutmacher, Antreiber, Bremser, Testleser, Ideengeber, Forscher, Interview- und Diskussionspartner hätte ich dieses Buch niemals schreiben können. Deshalb mein großer Dank an alle: Mathias Basner, Joachim Bauer, Jan Born, Christian Cajochen, Ingo Fietze, Franka, Susanne und Tilman Frischling, Michael Hottiger, Oskar Jenni, Achim Kramer, Dieter Kunz, Tilmann Müller, Mirjam Münch, Dieter Riemann, Till Roenneberg, Walter Schmidt, Michael Schulte-Markwort, Bernd Sprenger, Brigitte Steger, Matthias Taube, Ulrich Voderholzer, Christian Weymayr, Anna Wirz-Justice und Jürgen Zulley.

Mein besonderer Dank gilt Hanna Leitgeb und Christian Koth. Toll, dass wir dieses Buch gemeinsam auf den Weg gebracht haben.

Register

D

E

F

G

H

I

J

K

L

M

T

U

V

W

Y

Z